Ayurveda für Anfänger:

Die Grundlagen des Ayurveda einfach und verständlich erklärt.

Laura Dolling

Inhaltsverzeichnis

1. Einführung

In den letzten Jahren ist Ayurveda sehr populär geworden. Immer mehr Menschen sind auf der Suche nach einer Alternative zur herkömmlichen Medizin und wünschen sich einen ganzheitlichen Ansatz, anstatt nur an Symptomen herumzuflicken, wie es bei der Schulmedizin leider häufig der Fall. Ist Ayurveda bietet hier eine Alternative, denn Ayurveda offenbart einen radikal anderen Ansatz und stellt eine echte Alternative zur westlichen Medizin da. Ayurveda wirkt auf den Laien zunächst komplex und geheimnisvoll, ist aber im Grunde leicht verständlich, wenn man die zugrundeliegenden Philosophien und Grundprinzipien einmal begriffen hat. Ayurveda ist eine Heilkunde, die den ganzen Menschen umfasst, es ist eine komplexe und doch leicht verständliche Heilkunde mit verschiedenen Wissenszweigen. Diese Wissenszweige beruhen auf einer Betrachtung des Menschen als eine individuelle Einheit von Körper, Seele und Geist.

Man kann es im Grunde auf einen ganz einfachen Nenner bringen: Ayurveda ist die Kunst, sanft und nachhaltig zu heilen und gesund zu leben. Der Begriff stammt aus dem Sanskrit. Er setzt sich zusammen aus den beiden Wörtern „ayus" (Leben) und „Veda" (wissen, Weisheit). Ayurveda ist das „Wissen vom Leben". Ayurveda ermöglicht uns, dass wir unser inneres Potenzial voll ausschöpfen können und unser Leben in Liebe und Freude gestalten können.

Ayurveda ist die wohl älteste überlieferte Heilkunde, die sich systematisch mit der Natur des Menschen auseinandergesetzt hat. Dieses uralte Wissen, das der indischen Hochkultur entstammt, gibt uns auch heute noch eine tiefe Weisheit und viele praktische Hinweise und Empfehlungen für ein gesundes Leben. Und obwohl Ayurveda seit über 2000 Jahren praktiziert wird, ist es mit seinem ganzheitlichen Ansatz auch heute noch aktuell und anwendbar. Ayurveda funktioniert in unserer modernen Welt genauso gut wie im alten Indien. Mit Hilfe dieser überlieferten Heilkunst kann jeder Mensch sein Leben neu gestalten, indem er die innovativen und ganzheitlichen Lebenskonzepte der ayurvedischen Heilkunde anwendet.

Die individuelle Betrachtungsweise jedes Menschen und die große Vielfalt der Therapieformen macht Ayurveda besonders sympathisch und lebensnah. Er geht auf alle menschlichen Bedürfnisse ein und erhebt keinen dogmatischen Anspruch auf eine strenge Ausübung von Regeln oder Traditionen, sondern sucht die ganzheitliche Integration und Umsetzungsweise im ganz normalen Alltag. So eignen sich die ayurvedischen Gesundheits- und Lebensempfehlungen für Gesunde und Kranke, Berufstätige und Gestresste aber auch für Kinder, Schwangere oder ältere Menschen.

2. Woher kommt Ayurveda?

Ayurveda, was ist das eigentlich und wo hat diese Lehre ihren Ursprung? Wörtlich übersetzt bedeutet Ayurveda Lebensweisheit oder Lebenswissenschaft. Der Begriff stammt aus dem Sanskrit und setzt sich aus den Wörtern Ayus (Leben) und Veda (Wissen) zusammen. Ayurveda ist eine Kombination aus Erfahrungswerten und Philosophie, die sich auf die für menschliche Gesundheit und Krankheit wichtigen physischen, mentalen, emotionalen und spirituellen Aspekte konzentriert. Dadurch hat Ayurveda einen ganzheitlichen Anspruch.

2.1. Geschichte des Ayurveda

Das Alter des Ayurveda ist nicht genau bekannt. Der Ursprung von Ayurveda findet sich in der vedischen Hochkultur Altindiens. Die ältesten bekannten Aufzeichnungen (Agnivesha Tantra oder Agnivesha Samhita) sind etwa 3000 Jahre alt. Zu den frühen Quellen zählt das viele medizinische Hinweise enthaltende Arthashastra (Abhandlungen über die Regierungskunst), eine spätestens um 300 n. Chr. abgeschlossene Textsammlung.

2.2. Mythologische Ursprünge

Als Begründer des Ayurvedas wird in einigen Schriften (wie dem Srimad Bhagavata Purana) die mythische Figur Dhanvantari angesehen, der Arzt der Götter und Ursprung aller Heilkunst.

Die Samhitas (Hymnen) des Rig Veda erwähnen die Verwendung von Heilkräutern. Innerhalb der mythologischen Erzählungen von Wunderheilungen durch die Ashvins, ein Zwillingsgötterpaar, die der Legende nach Blinde sehend und Lahme gehend machten, kann eine Stelle als Hinweis auf die Verwendung von Beinprothesen ausgelegt werden. Von einigen Leuten wird Rigveda 1,34,6 desa als früher Hinweis auf das Konzept der sogenannten drei Doshas verstanden.

Der Atharva Veda enthält demgegenüber eine große Anzahl von Zauberformeln (Bhaishagykni) zur Bekämpfung von Krankheiten mit magischen Mitteln, entweder durch Beschwörung der Götter, von Amuletten oder bestimmter Heilpflanzen.

2.3. Medizinische Werke

Es ist eine Menge ayurvedisches Wissen in Form von Literatur überliefert. Das älteste erhaltene ayurvedisch-medizinische Werk ist das Charaka Samhita. In dieser Schrift werden Krankheiten in erster Linie auf die Fehler (Doshas) sowie das Verhalten des Menschen entgegen besserem Wissen zurückgeführt, der Begriff Dosha erfuhr in späterer Zeit bei Ayurveda-Anhängern eine Umdeutung.

Schon im 6. Jh. v. Chr. beschrieben Ärzte aus Indien den Aufbau des menschlichen Körpers (Sehnen, Nervengeflecht, Muskeln etc.) sehr genau und hatten eine weitgehend korrekte Vorstellung der menschlichen Verdauung und des Blutkreislaufs. In Sri Lanka gab es im Jahre 427 v. Chr. die ersten Krankenhäuser. Der buddhistische König Ashoka ließ im 3. Jh. v. Chr. ins zweite Felsenedikt schreiben, dass Spitäler für Menschen und für Tiere errichtet und dass hierfür Heilpflanzen importiert und angebaut wurden. Die klassische indische Medizin weist deutliche Bezüge zum Buddhismus auf.

2.4. Parallelen zur europäischen Antike

Die Grundgedanken des Ayurveda waren seinerzeit nicht so ungewöhnlich und es gab auch in der abendländischen Kultur ähnliche Theorien. So hatte der griechische Philosoph Platon eine ähnliche Theorie wie das Ayurveda entwickelt. Im Tmaios erwähnt Platon eine Krankheit, die aus Pneuma („Luft" beziehungsweise „Vata") und den beiden Körpersäften Chole („Galle" beziehungsweise „Pitta") und Phlegma („Schleim", „Feuer" oder „Kapha") entsteht. Der französische Indologe Jean Filliozat vermutete, dass die Theorien Platons möglicherweise vedischen Ursprungs sein könnten. Es spricht einiges dafür, denn die Doshas und die Beziehungen zwischen Vata, Kapha und Pitta waren schon in der vedischen Literatur bekannt. Außerdem gibt es mehrere direkte Referenzen in der hippokratischen Sammlung, die die Annahme stützen, dass einige indische Arzneien und medizinische Rezepte von den alten Griechen übernommen worden sind.

2.5. Teilweiser Verlust der ayurvedischen Lehre im Mittelalter und danach

Leider sind einige Aspekte des Ayurveda mit dem Untergang der vedischen Kultur verloren gegangen, sodass leider nicht die vollständige Lehre des Ayurveda überliefert wurde. Wir können davon ausgehen, dass Ayurveda in seiner Hochzeit während der vedischen Kultur noch ganz andere Leistungen vollbringen konnte, als das selbst heute immer noch der Fall ist. Im Mittelalter geriet der indische Subkontinent unter den Einfluss ausländischer Mächte die ihre eigenen medizinischen Lehren und Praktiken mitbrachten. Auf dem indischen Subkontinent wurde der Ayurveda fast 150 Jahre lang verboten und das Wissen durfte nicht mehr praktiziert, gelehrt oder angewendet werden.

Besser war die Lage auf Sri Lanka, dem damaligen Ceylon, wo die ayurvedische Lehre weiter überliefert und angewendet wurde und auch heute noch eine große Bedeutung hat. Durch diese geschichtlichen Einflüsse gibt es heute erhebliche Unterschiede zwischen dem in Indien und dem in Sri Lanka praktizierten Ayurveda. Es kann Zweifel daran bestehen, dass die ayurvedische Lehre sich in Sri Lanka wesentlich originalgetreuer und authentischer erhalten hat, als in Indien, wo das verschüttete und verlorene Wissen durch neu hinzugefügte Praktiken ersetzt wurde.

Nur in Sri Lanka wurde die ayurvedische Lehre vollständig erhalten. Sri Lanka ist heute das einzige Land der Erde, wo Ayurveda vom Staat als komplettes Gesundheitssystem angeboten wird und wo Ayurveda an Universitäten gelehrt wird. Auch in Indien spielt Ayurveda noch eine Rolle, aber hier hat inzwischen ganz klar die Schulmedizin nach westlichen Standard die Führung übernommen und Ayurveda existiert nur noch als eine Art Mischung aus Kräutermedizin und Aberglaube.

3. Krankheit und Gesundheit

Wir kennen den Unterschied zwischen Krankheit und Gesundheit. Als Krankheit definieren wir jede ernsthafte Beeinträchtigung unseres Wohlbefindens und unserer Körperfunktionen. Gesund ist man, wenn keine Beeinträchtigungen vorliegen. Ayurveda hat hier eine andere Definition von Krankheit und Gesundheit. Gesundheit ist mehr als die Abwesenheit von Krankheit. Die Abwesenheit von Krankheit ist zwar erfreulich, aber entspricht noch nicht der Definition von Gesundheit im Ayurveda.

Im Ayurveda gibt es einen besonderen Ausdruck für Gesundheit: svastha, was so viel bedeutet, wie „im Selbst verweilen".

Um diesen Zustand zu erreichen, müssen wir uns im Kontakt mit unserem wahren Selbst befinden. Wir brauchen den direkten Zugang zu Prakriti, unserer innersten Natur. Wir befinden uns dann in einem ausgeglichenen und kraftvollen Zustand auf allen Ebenen unseres Selbst. Unsere eigene Natur richtig zu erkennen und dann danach zu leben ist die wichtigste Grundvoraussetzung für ein langes, ausgefülltes Leben bei guter Gesundheit.

Nach der ayurvedischen Lehre gibt es verschiedene Grundvoraussetzungen für Gesundheit:

- Ausgeglichenheit der funktionellen Prinzipien im Körper (Doshas)

- Normalzustand von Geweben (dhatus)

- Ausscheidungen (malas) und Stoffwechselvorgänge (agni)

- normale Sinnes- und Motorikfunktionen

- Klarheit und Wohlbefinden des Geistes

- „glückliche Seele" (Zustand absoluter Freude, unbeeinflusst von Erfolg und Misserfolg)

Natürlich handelt es sich bei dieser Definition um die Darstellung eines Idealzustandes, der in der Praxis leider nur schwer herzustellen ist. Denn bei kaum einem Menschen befinden sich alle sechs genannten Ebenen gleichzeitig in einem optimalen Zustand. Aber immerhin, es ist möglich diesen Zustand der Gesundheit zumindest näherungsweise zu erreichen und der Ayurveda liefert die Diagnose und die Mittel zur Heilung dazu. Mit den ganzheitlichen Empfehlungen des Ayurveda können wir diesem Ziel der vollständigen Gesundheit Schritt für Schritt so nahe wie möglich kommen.

Natürlich stellt diese Definition einen Idealzustand dar, der schwer zu verwirklichen ist. Die ganzheitlichen Empfehlungen des Ayurveda bringen uns dem Ziel jedoch Schritt für Schritt näher.

Krankheiten sind nichts anderes, als Störungen, als Disharmonien unseres natürlichen, inneren Gleichgewichtes. Immer dann, wenn der natürliche Gesundheitszustand (Prakriti) mit einem gesundheitsschädlichen Faktor in Berührung kommt, wird das Gleichgewicht gestört. Unsere Konstitution (Vikriti) verändert sich negativ. Das Ende vom Lied: Das gestörte Gleichgewicht manifestiert sich in Form von Krankheiten. Diese können ebenso physischer wie psychischer Natur sein, je nachdem, welcher Teil unseres Prakriti beeinträchtigt und aus dem Gleichgewicht gebracht wurde.

Es gibt zahlreiche krankmachende Faktoren, die unser Prakriti aus dem Gleichgewicht bringen können:

- Falsche, ungesunde Ernährungsgewohnheiten

- Belastende Arbeitsbedingungen

- Krankmachende Lebensgewohnheiten

- Hohe Stressbelastung

- Belastungen durch Umwelteinflüsse wie extreme Wetterbedingungen

Alle diese Einflüsse, besonders, wenn sie gebündelt in kombinierter Form auftreten, werden schließlich zu einer Überforderung für den Organismus und führen schließlich zu einer Störung der strukturellen und funktionellen Komponenten im Organismus.

Ganz zu Anfang, solange die Störungen noch nicht allzu großen Schaden angerichtet haben, besteht noch kein allzu großes Problem. Es ist noch möglich, die Schäden wieder ohne sehr großen Aufwand wieder zu beheben. Die Dhatus, Malas und Srotas sind noch nicht angegriffen und lassen sich leicht wieder ins Gleichgewicht bringen. Wenn sich jedoch die Krankheiten erst einmal tief im Körper manifestiert haben, wird es schwieriger. Dann sind tiefgreifendere therapeutische Maßnahmen notwendig, um das Gleichgewicht wiederherzustellen.

Im Anfangsstadium lassen sich die Störungen mit einfachen Maßnahmen wieder ausgleichen und beheben, da die Dhatus, Malas und Srotas noch nicht geschädigt wurden. Haben sich die Erkrankungen im Körper manifestiert, sind weiterführende therapeutische Maßnahmen notwendig.

4. Anatomie und Physiologie

Es gibt einen ausgesprochen wichtigen Grundgedanken im Ayurveda. Nämlich die Idee, das Mikro- und Makrokosmos eins sind. Die ayurvedische Physiologie und Anatomie geht davon aus, dass das Universum genauso wie alle Manifestationen der belebten und unbelebten Natur aus den denselben fünf Bausteinen zusammengesetzt ist. Das betrifft Menschen, Tiere und Pflanzen ebenso wie Nahrungsmittel und Medikamente. Bei diesen fünf Elementen handelt es sich um die sogenannten Mahatmas. Nach der ayurvedischen Lehre setzt sich alles, was uns in unserer Welt umgibt, aus den fünf Elementen Erde, Wasser, Feuer, Luft und Äther zusammen.

Die Elemente haben eine unterschiedliche Ausprägung, sodass wir Sie entweder eher auf einer materiellen, körperlich manifestierten Ebene oder aber im feinstofflichen und emotionalen Bereich wahrnehmen.

Diese fünf Elemente sind nicht nur die Basis für unsere Umwelt, auch alle Bestandteile unseres Körpers setzen sich aus Ihnen zusammen. Aus den fünf Elementen setzen sich die sieben verschiedenen Körpergewebe (Dhatu) zusammen sowie die Ausscheidungsprodukte (Mala) und die Körperkanäle Srota. Dhatu, Mala und Srota bilden die strukturellen Bestandteile des Körpers. Die fünf Elemente bilden außerdem die funktionellen Bestandteile des Körpers, nämlich den Stoffwechsel (Agni) sowie die Funktionsprinzipien (Doshas). Das sind jetzt erst einmal eine Menge neuer Begriffe und Sie brauchen Sich jetzt nicht gleich alles zu merken. Wir werden uns die verschiedenen Körperbestandteile und ihr Zusammenwirken in den folgenden Kapiteln noch in allen Einzelheiten ansehen.

Alle fünf Elemente manifestieren sich in bestimmten Eigenschaften oder Funktionsformen auf der körperlichen und psychischen Ebene:

4.1. Raum/Äther (Akasha)

Das erste Element ist das Akasha, der Äther. Der Äther ist in gewisser Weise immaterieller Natur und steht für den Raum, in dem wir uns bewegen. Der Äther ist leicht und durchdringend und wird charakterisiert durch seinen fehlenden Widerstand. Jeder Mensch braucht Raum, um zu leben, zu kommunizieren und zu wachsen.

Von den Sinnesorganen ist der Äther dem Gehör zugeordnet, mit dem wir die Schallwellen wahrnehmen können, die sich durch die Luft übertragen. Körperlich manifestiert sich der Äther weiterhin in Hohlräumen in Mund und Nase, in der Lunge, im Brustkorb im Allgemeinen sowie im Magen-Darm-Trakt.

Das zugeordnete Sinnesorgan ist das Gehör und seine körperliche Manifestation sind die Hohlräume im Mund, in der Nase, in den Atemorganen, im Magen-Darm-Trakt und im Brustkorb. Psychologisch betrachtet, gibt uns der Raum Freiheit und Frieden, erweitert unser Bewusstsein und ist für Liebe und Mitgefühl verantwortlich, aber auch für das Gefühl des Abgetrennt-Seins, der Isolation, der Leere, des Nicht-Geerdet-Seins, der Unsicherheit, der Angst und der Furcht.

4.2. Luft (Vayu)

Die Luft, im Ayurveda als Vayu bezeichnet, ist das bewegliche Element. Dementsprechend drückt sie sich im menschlichen Körper in den Bewegungen der Muskeln, des Herzschlags, des Ein- und Ausatmens und den unwillkürlichen Bewegungen der Magen- und Darmmuskulatur (Peristaltik) aus. Auch die Impulse des Nervensystems werden der Luft zugeordnet. Vayu ist beweglich, leicht, kalt, trocken, durchdringend und fein. Das Sinnesorgan, das der Luft zugeordnet ist, ist der Tastsinn. Vayu schenkt uns Glück, Erregung, Frische und Freude. Aber die hat auch eine zweite Seite und ist zusammen mit dem Raum für Furcht, Unsicherheit und Nervosität verantwortlich.

4.3. Feuer (Tejas)

Feuer unterscheidet sich von den anderen Elementen fundamental. Es liefert Energie, es ist heiß, es ist trocken, scharf, es durchdringt die Materie und es leuchtet. Feuer ist das aktivste der Elemente und es bewirkt immer eine Veränderung. Das Feuer wird im Ayurveda als Tejas bezeichnet. Das Feuer tritt in Erscheinung in Form der Körperwärme, es umfasst den gesamten Bereich von Nahrungsaufnahme, Verdauung, Assimilation und Verbrennung der aufgenommenen Nahrung im Stoffwechsel. Feuer wird auch mit Licht und mit Sehen assoziiert. Feuer bedeutet Intelligenz. Feuer ist nötig für Entwicklung, Transformation des Bestehenden zu etwas Neuem, Aufmerksamkeit, Verstehen und Erkenntnis. Allerdings hat das Feuer auch eine destruktive Schattenseite, die hier nicht unerwähnt bleiben soll: Feuer ist auch der Ursprung von Wut und Hass, Ehrgeiz und dem Streben nach Konkurrenz.

4.4. Wasser (Jala)

Wasser ist fließend, schwer, weich, zäh, kalt, dicht und zusammenhängend. Es hat eine bindende Funktion. Wasser wird mit dem Geschmackssinn assoziiert, denn ohne Feuchtigkeit kann die Zunge nicht schmecken. Im menschlichen Körper spielt es eine wichtige Rolle, es existiert in den Absonderungssäften der Verdauungsorgane und Speicheldrüsen, in den Schleimhäuten, im Blut- und Zellplasma sowie in den Körpersäften Blut, Lymphe, Fett, Urin und Schweiß. Wasser ist unverzichtbar für die Ernährung des Körpers und eine wichtige Grundvoraussetzung für die Erhaltung allen Lebens. Wasser ist Zufriedenheit, Liebe und Mitgefühl. Wenn dieses Element nicht im Gleichgewicht ist, erzeugt es Durst, Ödeme oder auch Fettleibigkeit.

4.5. Erde (Prithvi)

Das Erdelement, in der ayurvedischen Lehre als Prithvi bezeichnet, ist schwer, langsam, stabil und fest. Es ist ein unbewegliches Element, das vor allem Stärke, Ausdauer und feste Struktur verleiht. Letztlich gehören alle festen Bestandteile des Körpers zum Erdelement. Besonders trifft dies natürlich für das Skelett zu, dass dem Körper Form und Struktur gibt. Von den Sinnen wird die Erde mit dem Geruchssinn assoziiert. Das Prithvi fördert Vergeben, Wachstum und Unterstützung. Es lässt uns an Dingen und Menschen festhalten und macht es schwer, loszulassen und Veränderung zuzulassen. In seiner negativen Ausprägung ruft es auch Gier und Depression hervor. Bei einem Fehlen des Erdelementes kommt es zu einem Zustand der mangelnden Standfestigkeit und fehlender Festigkeit.

Wenn ein Körper sich im Zustand der Gesundheit befindet, sind die Elemente im Körper in einem harmonischen Gleichgewichtszustand. Wird dieses Gleichgewicht beeinträchtigt und kommt es zu einem Mangel oder einer unnatürlichen Anhäufung eines der Elemente, dann manifestiert sich dieses Ungleichgewicht in Form verschiedenster Störungen und Krankheiten.

5. Körpergewebe (Dhatus)

Die strukturellen Bestandteile des menschlichen Körpers werden im Ayurveda weiter unterteilt und in sieben verschiedene Dhatus untergliedert. Bei den Dhatus handelt es sich um die verschiedenen Körpergewebe. Dhatu heißt so viel wie „aufbauendes Element". Die Dhatus haben in der ayurvedischen Lehre eine nicht zu unterschätzende Bedeutung, denn nach der ayurvedischen Lehre sind alle körperlichen Beschwerden direkt auf eine Störung eines der Körpergewebe zurückzuführen.

Es gibt sieben verschiedene Körpergewebe (Dhatus):

Die sieben Hauptarten der Dhatus sind:

- Blutplasma (Rasa)

- (rote) Blutzellen (Rakta)

- Muskelgewebe (Mamsa)

- Fettgewebe (Meda)

- Knochengewebe (Asthi)

- Knochenmark und Gehirnsubstanz (Majja)

- Fortpflanzungssubstanzen (Shukra)

Bereits damals hat man erkannt, dass der menschliche Körper seine Zellen permanent erneuert und eine permanente und komplexe Zellerneuerung durchläuft, auch wenn man die Vorgänge auf der zellularen Ebene damals mangels geeigneter Beobachtungsinstrumente noch nicht nachvollziehen konnte. Jedes Gewebe entsteht in einem eigenen Stoffwechselablauf aus dem vorherigen und nährt selbst das nachfolgende Gewebe. Es ist von entscheidender Bedeutung, dass dieser ständige Erneuerungsprozess fehlerfrei abläuft und sich der Körper auf diese Weise immer wieder regenerieren kann. Wenn die Erneu-erungskette in einem Gewebe ins Stocken gerät, so werden auch die darauffolgenden Gewebe nur noch in schlechter Qualität neu gebildet oder womöglich gar nicht mehr erneuert.

Wenn wir zum Beispiel über ein schlechtes Rakta-Dhatu verfügen, das sich durch eine Übersäuerung und Hautunreinheiten bemerkbar macht, können wir davon ausgehen, dass die weiteren Körpergewebe – Muskeln, Fett, Knochen usw. – über kurz oder lang ebenfalls gravie-rende Störungen entwickeln.

Der menschliche Körper setzt sich jedoch nicht nur aus den Dhatus, den strukturellen Geweben zusammen, sondern es gibt eine Reihe von weiteren Geweben, die zusammen mit den Dhatus die materielle, phy-sische Grundlage des menschlichen Körpers bilden. Man bezeichnet sie als Nebengewebe, da sie nicht wie die Dhatus dazu in der Lage sind, sich ineinander umzuwandeln. Sie werden als Upadhatus be-zeichnet.

Folgende Gewebearten umfassen die Upadathus:

- Muttermilch und deren Produktionsgewebe (Stanya)
- weibliche Fortpflanzungssubstanzen (Artava)
- Blutgefäße (Sira)
- Sehnen (Kandara)
- Haut (Tvak)
- Muskelfett (Vasa)
- Bänder und Nerven (Snayu)

Wie fortschrittlich die ayurvedische Lehre damals schon war, zeigt sich daran, dass man seinerzeit bereits erkannt hat, dass nicht nur Nährstoffmangel, Stress oder schädliche Umwelteinflüsse den gesun-den Gewebeaufbau und den Stoffwechsel der Zellen beeinträchtigen und schädigen können. Es sind nicht nur die physischen Einflüsse, die von außen auf uns einwirken, sondern auch die Psyche hat einen großen Einfluss auf den Zustand unserer körperlichen Substanz. Unser Weltbild, unsere positiven und negativen Gedanken werden ebenso wie unverarbeitete Erfahrungen und Erlebnisse in unserem Körpergewebe festgehalten und gespeichert. Dort warten diese psychischen Energien auf ihre Befreiung und Erlösung. Diese psychischen Energien werden automatisch freigesetzt und wieder neutralisiert, wenn sich die Körpergewebe erneuern. So ist es im Ayurveda möglich, mit einer gründlichen Reinigung nicht nur die in den Zellen angehäuften schädlichen Stoffwechselprodukte auszuscheiden, sondern auch auf der psychischen Ebene eine Entlastung herbeizuführen. Die negativen und aufgestauten Gefühle werden bei so einer Entschlackung freigesetzt.

Wenn die Gewebeerneuerung einwandfrei und ohne störende und schädigende Einflüsse funktioniert, entsteht Ojas als Endprodukt. Bei Ojas handelt es sich um die essentielle Lebensenergie. Ojas ist ein sogenanntes feinstoffliches Stoffwechselprodukt und es ist der entscheidende Faktor für unsere Ausstrahlung nach außen und für unsere innere Stimmung.

Jeder von uns hat gewissermaßen von Geburt an einen Vorrat an Ojas mit auf den Weg bekommen, aber durch Krankheiten, Stress und eine ungesunde Lebensweise kann das Ojas nach und nach verbraucht und aufgezehrt werden, mit den entsprechenden negativen Folgen für Ausstrahlung und Stimmung. Deshalb ist es wichtig, Ojas durch spezielle Nahrungsmittel, Massagen und Heilkräuter, aber auch durch positive Empfindungen wie Liebe zu stärken. Im Ayurveda dienen dazu vor allem die Verjüngungstherapien der Rasanz.

6. Abfallprodukte (Malas)

Malas sind die Abfallprodukte des Körpers. Es handelt sich hierbei um die normalen Ausscheidungsprodukte des Verdauungsprozesses. Wir unterschieden zwischen folgenden verschiedenen grobstofflichen Ausscheidungsprodukten:

- Stuhl (Purisha)

- Urin (Mutra)

- Schweiß (Sveda)

Neben den grobstofflichen Ausscheidungsprodukten gibt es auch noch feinstoffliche. Diese Malas werden vom Körper über die Haut, den Atem und die Geschlechtsorgane abgegeben.

Malas spielen eine große Rolle in der ayurvedischen Gesundheitslehre. Die Gesundheit hängt in hohem Maße von einer einwandfreien Ausscheidung dieser Abfallprodukte ab. Aus diesem Grunde wird jeder ayurvedische Arzt seine Patienten immer sehr genau über seine Verdauung und den Zustand seiner Ausscheidungsprodukte befragen, um eine eventuelle Störung in diesem Bereich schnell zu erkennen. Farbe, Geruch und Häufigkeit der Ausscheidungsprodukte liefern dem Arzt wertvolle Hinweise über den körperlichen Zustand seines Patienten.

7. Ama – Gift für den Körper

Neben den Malas, die in jedem Körper vorhanden sind, und die für die einwandfreie Funktion des Körpers absolut unabdingbar sind, gibt es ein weiteres Abfallprodukt namens Ama bedeutet wörtlich übersetzt „nicht gekocht". Bei Ama handelt es sich um toxische Stoffwechselprodukte, die entstehen, wenn der Körper Teile der Nahrung nicht ausreichend verdaut hat. Es entstehen unverwertbare Schlacken, die den Körper mit Giftstoffen belasten. Ama entsteht immer dann, wenn wir entweder zu schwach sind, um unsere Nahrung richtig zu verdauen oder bei ungesunder Ernährung mit nicht verwertbaren Nahrungsmitteln. Ama ist dazu in der Lage, sich mit allen anderen Substanzen im Körper zu verbinden und so auf alle Teile des Körpers einzuwirken. Aus diesem Grund ist Ama auch eine Hauptursache für Krankheiten jeder Art. Typische Ama-Erkrankungen sind Rheuma, Darmpilze oder Akne. Wir können hier durchaus einen direkten Zusammenhang zu modernen Erkenntnissen der Gesundheitsforschung sehen. So ist zum Beispiel das Leaky-Gut-Syndrom oder die weit verbreitete Glutenunverträglichkeit ebenso ein Ama-Phänomen wie die immer häufiger auftretenden autoimmunen Erkrankungen aller Art, zu denen ebenso Allergien und Unverträglichkeitsreaktionen zählen wie destruktive Erkrankungen wie zum Beispiel Multiple Sklerose, Alzheimer oder Parkinson.

8. Körperkanäle (Srotas)

Es gibt nach der ayurvedischen Lehre im menschlichen Körper verschiedene Kanäle, in denen Substanzen im Körper hin und her transportiert und miteinander ausgetauscht werden. Diese Kanäle heißen Srotas und es gibt unzählige verschiedene von ihnen. In der westlichen Zivilisation mögen die Srotas am ehesten dem Blut- und Lymphstrom entsprechen, aber das Ayurveda hat hier ein anderes Gedankenmodell entwickelt. In der ayurvedischen Lehre existieren zahlreiche Srotas, die groß, klein oder auch von veränderlicher Form sein können. Es gibt insgesamt 13 Srotas, die besonders hervorgehoben werden. Dabei handelt es sich um:

- sieben Kanäle, die die sieben Gewebe mit Nährstoffen versorgen und Abfallprodukte entsorgen,

- drei Kanäle für Wasser, Nahrung und Atemorganen und

- drei Kanäle, über die der Körper seine Abfallprodukte entsorgen kann.

Wenn sich der Körper im Zustand völliger Gesundheit befindet, können alle Körpersäfte frei und ungehindert durch die verschiedenen Srotas fließen und für den notwendigen Stoffaustausch sorgen. Wenn die Srotas allerdings durch Ablagerungen blockiert sind, die meistens durch falsche Ernährung und daraus resultierende toxische Ablagerungen von Ama verursacht werden, so kommt es zu vielfältigen Störungen in der Gesamtfunktion des Organismus. Diese gesundheitlichen Störungen können sich beispielsweise als Ödeme, Lymphstauungen oder aber auch als Verstopfung bemerkbar machen. Die Öffnung und Befreiung der Srotas ist ein wichtiger Teil der Ayurvedischen Therapie. Es gibt eine Reihe von Massagetechniken und saunaähnlichen Schwitzbehandlungen, die alle darauf zielen, die Srotas zu öffnen, von Blockaden zu befreien und so den freien Fluss der Körpersäfte wieder herzustellen.

9. Stoffwechsel (Agni)

Der Stoffwechsel, in der ayurvedischen Lehre Agni genannt, ist eine Grundvoraussetzung allen Lebens. Man kann Agni mit „Verdauungsfeuer" übersetzen, häufig wird das Wort auch mit dem Begriff „Lebensfeuer" übersetzt. Zutreffend ist beides. Agni befindet sich im Oberbauch, wirkt aber ebenso in jeder Körperzelle. Agni ist der wichtigste Mechanismus im Körper, weil es einerseits Nahrungsbestandteile aufspaltet und für den Körper verfügbar macht und andererseits die notwendige Energie bereitstellt, damit überhaupt ein Stoffwechsel und Leben stattfinden kann. Agni sorgt dafür, dass in jeder Körperzelle Traubenzucker in Energie umgewandelt wird und die menschliche Körpertemperatur immer auf konstant 37 Grad Celsius gehalten wird. Agni findet seine Entsprechung in der westlichen Medizin im Wissen über die Nahrungsverdauung und über den Zellstoffwechsel.

Agio wirkt auf drei unterschiedlichen Ebenen:

- Das Verdauungsfeuer (Jatharagni): Es bewirkt die anfängliche Verdauung und steuert die Aufspaltung der Nahrungsmittel in verwertbare Nährstoffe und nicht verwertbare Abfallprodukte. Damit umfasst das Jatharagni den gesamten Verdauungsprozess in Magen und Darm.

- Fünf Elementefeuer (Bhutagni): Sie spalten die Nahrung in die einzelnen Nahrungsbestandteile auf.

- Sieben Gewebefeuer (Dhatvagni): Die sieben Gewebefeuer transformieren die Nährstoffe im Gewebeumwandlungsprozess.

Das Agni ist bei keinem Menschen vollkommen gleich, sondern jeder Mensch verfügt über seinen eigenen, ganz persönlichen Stoffwechsel, der seine eigenen Eigenschaften hat. Die Beschaffenheit des persönlichen Agni hat vielfältige Auswirkungen, so bestimmt es nicht nur den Appetit und die Essensvorlieben, die wir haben, sondern es ist auch für Verdauungsbeschwerden, Übergewicht und sämtliche Krankheiten der Verdauungsorgane mit verantwortlich. Damit ist das Agni eine sehr wichtige Komponente innerhalb der ayurvedischen Lehre, da vom Agni maßgeblich abhängt, ob und wie gut unsere Verdauung und damit der ganze Stoffwechsel funktioniert.

Es werden insgesamt vier verschiedene Zustände des Agni unterschieden:

- Sam Agni (sama = ausgeglichen): arbeitet normal beziehungsweise ausgeglichen, also weder zu stark noch zu schwach. Wer über ein solches Agni verfügt, kann sich freuen, denn es führt zu einer völlig problemlosen Verdauung, bei der die aufgenommene Nahrung problemlos verstoffwechselt wird und die Ausscheidungsprodukte ebenso problemlos ausgeschieden werden.

- Manda Agni: Das Mada Agni ist das schwache Agni, es herrscht meist bei Kapha vor und führt zu Verstopfung. Die Nahrung verweilt lange im Magen, bleibt kalt und kann nicht richtig verarbeitet werden. Auch im Darm wird die Nahrung nur schleppend verwertet und es kommt häufig zu Darmträgheit und Verstopfung.

- Vishma Agni ist das wechselnde Agni: Es herrscht bei Vata vor und führt zu unregelmäßiger Verdauung. Menschen mit diesem Agni haben einen nervösen Magen und Darm. Sie haben oft zahlreiche Verdauungsbeschwerden, wie wir sie vom Reizdarm kennen. Durchfall und Verstopfung, unangenehme Blähungen, teilweise schmerzender, krampfhafter Stuhlgang.

- Tikshna Agni – das scharfe Agni: herrscht bei Pitta vor und führt zu Durchfällen. Die Nahrung wird geradezu verbrannt und verflüssigt. Die Nahrung wird verflüssigt und passiert den

Verdauungstrakt so schnell, dass der Körper gar keine Zeit hat, die Nahrung zu verwerten und in ihre verwertbaren und nicht verwertbaren Bestandteile aufzuspalten. Stattdessen bleibt ein Großteil der Nahrung ungenutzt.

Ganz gleich, welche Agni-Störungen auch beim Einzelnen vorliegen mögen, in allen Fällen werden die Nährstoffe nicht optimal verwertet und es kommt zur Ansammlung von giftigen Abfallstoffen im Körper, die die Gesundheit beeinträchtigen. Diese toxischen Substanzen (Ama), die vorwiegend aus unverdauten Nahrungsbestandteilen bestehen, beginnen sich im ganzen Körper zu verteilen und führen dort zu einer Vielzahl weiterer Erkrankungen. Aus diesem Blickwinkel betrachtet hat jede Krankheit ihren Ursprung irgendwo in einer Fehlfunktion oder Disharmonie unseres Verdauungsapparates. Die typangepasste und typentsprechende Regulierung von Agni ist damit ein zentraler Punkt in jeder professionell ausgeführten ganzheitlichen Ayurveda-Therapie.

10. Drei Doshas: Vata, Pitta, Kapha

Jetzt kommen wir zu einem absolut zentralen Element der ayurvedischen Gesundheitslehre. Wir werden uns jetzt mit den sogenannten Tridoshas befassen, die den eigentlichen Schlüssel zum Verständnis unserer eigenen körperlichen Beschaffenheit und damit auch zum Verständnis des eigenen Gesundheitszustandes liefern.

Die fünf großen Elemente, die wir bereits in den vorigen Kapiteln kennen gelernt haben, verbinden sich zu drei Funktionsprinzipien. Diese drei Funktionsprinzipien werden als Doshas bezeichnet und alle drei sind in jedem Menschen gegenwärtig. Raum und Luft verbinden sich zu VATA, Wasser und Feuer verbinden sich zu PITTA. Wasser und Erde vereinigen sich zu KAPHA. Diese drei Kräfte steuern in jedem Menschen die physischen und psychischen Prozesse des Körpers. Sie steuern ebenso unseren Geist wie unser Bewusstsein. Es handelt sich bei den drei Doshas nicht um materielle, körperliche Stoffe, sondern um Grundenergien, um Funktionsprinzipien, die in jedem Menschen wirken.

Jeder Mensch verfügt über alle drei Doshas, doch sind nicht alle drei Doshas in jedem Menschen in der gleichen Ausprägung vorhanden. Jeder Mensch verfügt über seine ganz individuelle, einzigartige Kombination der drei Doshas, welche seine körperliche Konstitution und seine Persönlichkeit (Pankriti) prägen. Das äußere Erscheinungsbild wird maßgeblich davon beeinflusst, in welcher Kombination die drei Doshas vorliegen. Auch welche Krankheiten ein Mensch bekommt, wofür er anfällig ist, welche gesundheitlichen Achillesversen er hat, alles dies wird von der Zusammensetzung der drei Doshas gesteuert. Ob ein Mensch gesund bleibt oder krank wird, hängt davon ab, ob es gelingt, die drei Doshas im Körper in einem gesunden Gleichgewicht zu halten. Wenn das Gleichgewicht zwischen den drei Doshas gestört wird, kommt es unvermeidlich zum Auftreten verschiedenster Krankheiten.

Die Tridoshas vermitteln auch zwischen unserem grobstofflichen Körper und dem feinstofflichen Geist. Die Verbindung von Anatomie, Physiologie und Psychologie, die im Westen schwer zu erkennen ist, wird im Ayurveda mit Hilfe der drei Doshas hergestellt.

Jedes der drei Doshas hat verschiedene Eigenschaften und jedes der drei Doshas ist für verschiedene Körperteile und Körperfunktionen zuständig. Jedes Dosha wirkt dabei trotzdem auf den ganzen Körper, aber es gibt bestimmte Bereiche im Körper, wo sich die Aktivität des jeweiligen Doshas besonders stark ausgeprägt zeigt. In diesen Kernbereichen befinden sich auch die jeweiligen Schwerpunkte der jeweils mit dem Dosha verbundenen Krankheiten und Störungen. Man kann ohne Übertreibung sagen, dass die Doshas den eigentlichen Dreh- und Angelpunkt der ayurvedischen Gesundheitslehre bilden.

10.1. Vata – das Prinzip der Bewegung

Eigenschaften: trocken, kalt, leicht, feinstofflich, beweglich, nicht schleimig, rau

Funktionen: Vata reguliert alle mentalen wie auch physiologischen Aktivitäten im Körper: Bewegungen, Atmung, Kreisläufe, Ausscheidung, Embryoentwicklung, Sinneswahrnehmungen, Sprachbildung, Impulse unseres Nervensystems

Sitz im Körper: Dickdarm, Lendenbereich, Kreuzbeinbereich, Oberschenkel, Sinnesorgane, Knochen

Störungen: Ein Übermaß an Vata führt zu typischen Störungen wie z. B. trockene Haut, Schlafstörungen, Nervosität, Verstopfung oder Beschwerden des Bewegungsapparates

Wenn Vata sich im Gleichgewicht befindet, gedeihen Kreativität und Flexibilität, Leichtigkeit und Freude. Bei gestörtem Vata sind Furcht, Nervosität und Angst die Folge.

10.2. Pitta – das Umwandlungsprinzip

Eigenschaften: flüssig, scharf, sauer, heiß, penetrierend, beweglich wie eine Flüssigkeit, etwas ölig

Funktionen: Pitta ist für alle Umwandlungsprozesse im Körper verantwortlich: Nahrungsaufspaltung, Abbaustoffwechsel, Energiegewinnung, Temperaturregulation, Sehvermögen, Hunger, Durst

Sitz im Körper: Magen, Dünndarm und die Bauchregion um den Nabel

Störungen: Ein gestörtes Pitta führt z. B. zu Hautkrankheiten, Gastritis oder Migräne

Pitta fördert Intelligenz, Ausstrahlung und Mut. Bei einem Ungleichgewicht entstehen feurige Emotionen wie Wut, Hass, Kritik und Eifersucht.

10.3. Kapha – das Stabilitätsprinzip

Eigenschaften: schwer, kalt, weich, ölig, süß, stabil, schleimig oder klebrig

Funktionen: Kapha schenkt dem Körper Stärke und Struktur und ist verantwortlich für Immunkraft, Aufbaustoffwechsel, Potenz, Stabilität, Ölen/Fetten (der Körpergewebe), Schmierung (der Gelenke)

Sitz im Körper: Brustraum, Rachen, Kopf, Gelenke, oberer Magen

Störungen: übermäßiges Kapha führt zu schwerwiegenden Erkrankungen wie Diabetes oder Tumorbildung, in leichten Fällen bewirkt Kapha Übergewicht, Antriebslosigkeit und Verschleimung im Kopf- und Brustbereich

Im ausgewogenen Zustand bringt uns Kapha Liebe, Ruhe und Gelassenheit, ein Ungleichgewicht ist für das Haften an Dingen und Menschen, die Gier und den Neid verantwortlich.

11. Feinstoffliche Anatomie

Wenn wir uns den menschlichen Körper aus der Perspektive der ayurvedischen Gesundheitslehre betrachten, so stoßen wir immer wieder auf die Begriffe des Grobstofflichen und des feinstofflichen Körpers. Auch bei den ayurvedischen Therapieformen gibt es solche, die grobstofflich und solche, die feinstofflich wirken. Was hat es mit diesen beiden Begriffen auf sich?

Im Ayurveda geht man davon aus, dass der menschliche Körper nicht nur aus den sichtbaren und grobstofflichen Körperzellen und Körpergeweben besteht, die wir zum Beispiel unter dem Mikroskop betrachten und erforschen kommen. Stattdessen besteht der Körper auch aus feinstofflichen, energetischen Energiezentren, die genau Elektrizität, Magnetismus oder Radiowellen zwar Energie übertragen, aber selbst nicht sichtbar sind. Diese feinstofflichen Energiezentren bestimmen unseren Energiehaushalt und sind ein wichtiger Ausgangspunkt für viele Behandlungsformen des Ayurveda wie beispielsweise Massagen.

12. Koshas – die Körperhüllen

Wir unterscheiden im Ayurveda zwischen fünf verschiedenen Körperhüllen, den Koshas. Diese fünf Körperhüllen werden unterteilt in je zwei grobstoffliche und drei feinstoffliche. Die zwei grobstofflichen Hüllen bilden zusammen die Anatomie und Physiologie des menschlichen Körpers. Die drei feinstofflichen Körper hingegen stellen die Psyche, die Gedanken und das göttliche Bewusstsein des Menschen da. Die feinstofflichen Körper machen einen entscheidenden Teil unserer Persönlichkeit aus. Die drei feinstofflichen Körper versorgen uns mit Lebensenergie, mit Freude und mit Liebe. Sie basieren auf den Eigenschaften der drei Gunas. Was Gunas sind und wie Sie auf den feinstofflichen Körper wirken, werden wir uns im folgenden Kapitel anschauen.

13. Drei Gunas: Sattva, Rajas, Tamas

Neben den drei Doshas, die mit ihren Eigenschaften sowohl den grob-stofflichen als auch den feinstofflichen Körper beeinflussen, gibt es in der ayurvedischen Gesundheitslehre drei weitere feinstoffliche Kräfte, die eine wichtige Rolle spielen: Die drei Gunas Sattva, Rajas und Tamas, die drei Urkräfte der Natur. Um zu verstehen, was es damit auf sich hat und welchen Einfluss diese Urkräfte ausüben, müssen wir ein wenig weiter ausholen.

Laut der vedischen Philosophie befinden sich die drei Urkräfte Sattva, Rajas und Tamas zu Beginn eines jeden Schöpfungszyklus in einem völlig harmonischen Gleichgewicht. Dieses Gleichgewicht gerät dann im weiteren zeitlichen Verlauf zunehmend aus der Balance, so dass sich Ungleichgewichte bilden. Als eine Folge dieser Ungleichgewich-te bildet sich schließlich nach einer endlosen Kombination aller drei Kräfte das Universum heraus. In diesem Universum manifestieren sich schließlich alle sichtbaren und unsichtbaren Stoffe, die wir in un-serer Welt kennen. Aus den drei Gunas setzt sich jede feinstoffliche, organische und anorganische Materie zusammen – Luft, Erde, Steine, Wasser, Pflanzen, Tiere und Menschen.

In der menschlichen Natur bezeichnen Sattva, Rajas und Tamas je-weils spirituelle Bewusstseinszustände und geistige Entwicklungsstu-fen und stellen damit den mentalen Zustand eines Menschen dar.

- Sattva – verkörpert das Prinzip der Reinheit, Ausgeglichenheit und Harmonie

- Rajas – steht für Aktivität, Ruhelosigkeit und Unstetigkeit

- Tamas – ist das Prinzip der Trägheit, Dunkelheit und Passivität

Alle drei Zustände kommen in allen Menschen in unterschiedlichen Anteilen vor, je nachdem in welcher mentalen Verfassung sich jemand befindet. Um auf Dauer ein zufriedenes und glückliches Leben zu führen, muss Sattva die beiden anderen Prinzipien bei weitem dominieren. Nur wenn Sattva als Prinzip der Harmonie und der Reinheit in der mentalen Verfassung überwiegt, kann ein Mensch einen gesunden mentalen Zustand erreichen und ein zufriedenes, glückliches und ausgefülltes Leben leben.

Marmas

Marmas sind die Vitalpunkte im Körper. Eine hochinteressante Sache, denn durch eine Verletzung dieser Vitalpunkte kann ein Mensch schlimmstenfalls sterben, durch die richtige Behandlung an diesen Punkten kann dagegen Heilung bewirkt werden. Es gibt über 300 bekannte Marmas in der ayurvedischen Medizin. Sie verteilen sich über den ganzen Körper und spielen eine wichtige Rolle, wenn es darum geht, Schäden am Bewegungsapparat zu therapieren. Die Vitalpunkte haben es buchstäblich in sich, denn in ihnen werden körperliche und emotionale Informationen gespeichert. Wenn man die Marmas entsprechend behandelt, können so auch seelische Traumata behandelt werden. Bei der sogenannten Marma-Chikitsa-Therapie handelt es sich um eine der intensivsten und wirkungsvollsten Behandlungsformen des Ayurveda überhaupt. Mit den Marmas kann man zudem sowohl die grobstoffliche als auch die feinstoffliche Ebene behandeln.

Chakren

Entlang der menschlichen Wirbelsäule befinden sich sieben wichtige Hauptenergiezentren im menschlichen Körper. Diese Energiezentren werden in ayurvedischen Medizin als Chakren bezeichnet. Sie sind feinstoffliche Organe, die für spirituelle und energetische Abläufe in Geist und Körper verantwortlich sind. Sie spielen eine wichtige Rolle bei allen spirituellen Therapien des Ayurveda. Sie arbeiten alle mit den Chakren, um ganz gezielt Veränderungen und Wachstumsprozesse in Ganz zu setzen.

Nadis

Wir haben auf der grobstofflichen Ebene bereits die Srotas kennen gelernt. Auf der feinstofflichen Ebene gibt es dazu ein Gegenstück, die Nadis. Bei den Nadis handelt es sich um feinstoffliche Energiebahnen im Körper. In ihnen fließt das Prana, die Lebensenergie. Nadis sind für die energetische Versorgung des Organismus verantwortlich und spielen bei ayurvedischen Therapien eine wichtige Rolle, denn alle ayurvedischen Massagen orientieren sich bei ihrer Technik wie z. B. der Streichrichtung an dem Verlauf der Nadis und haben das Ziel, die Nadis in ihren Funktionen zu unterstützen.

14. Prakriti: die individuelle Konstitution

Im Ayurveda ist jeder Mensch ein zu hundert Prozent einzigartiges Wesen, das sich aus den zahllosen Komponenten der drei Doshas und den Qualitäten der drei Gunas zusammensetzt. Da die Anteile beliebig variieren können, gibt es eine unendlich große Zahl von Kombinationsmöglichkeiten. Jeder Mensch ist einzigartig und kein Individuum wird jemals ein zweites Mal existieren. Man unterscheidet bei der Beschaffenheit der Konstitution eines Menschen einerseits zwischen der körperlichen Konstitution Doha Prakriti (sie setzt sich aus Vata, Pitta und Kapha zusammen) sowie andererseits der mentalen Konstitution Manasa Prakriti (beschrieben durch Sattva, Rajas und Tamas)

Ayurveda betrachtet jeden Menschen als einzigartiges Individuum, das sich aus den unzähligen Eigenarten der drei Doshas sowie den Qualitäten der drei Gunas zusammensetzt. Man unterscheidet zwischen der körperlichen Konstitution Deha Prakriti (beschrieben durch Vata, Pitta und Kapha) und der mentalen Konstitution Manasa Prakriti (beschrieben durch Sattva, Rajas und Tamas).

Das ayurvedische Wissen um die individuelle Beschaffenheit der Konstitution eines jeden Menschen führt einen zwangsläufig zu einer tiefen Selbsterkenntnis und einer bewussteren Lebensweise. Die Prakriti sind der Schlüssel zur Heilung, denn alle ayurvedischen Behandlungsformen basieren auf dem Wissen um die individuelle Natur des Menschen

Die Grundkonstitution des Menschen hat im Ayurveda eine sehr große Bedeutung, denn sie begleitet uns unser ganzes Leben lang. Prakriti heißt Natur und bezeichnet das ursprüngliche Verhältnis der Doshas bei der Geburt. Es ist eines der wichtigsten Ziele der ayurvedischen Lehre, dass der Mensch seine Urnatur erkennt, um dann in bestmöglicher Harmonie damit zu leben. Nur wer sein wahres Selbst erkennt, kann sein Leben ändern, um das Gleichgewicht zwischen den drei

Doshas wiederherzustellen und zu einem ausgeglichenen und harmonischen Prakriti auf der körperlichen und geistigen Ebene zu gelangen.

Leider ist es gar nicht so einfach, die persönliche Konstitution zu bestimmen, denn sie ist von unzähligen Faktoren abhängig. Und obwohl sich die Grundkonstitution in unserem Leben nicht verändert, kann sie doch von Störungen überschattet werden, die manchmal so ausgeprägt sind, dass die Grundkonstitution kaum mehr zu erkennen ist. Zudem wird die Konstitution durch zahlreiche Faktoren wie Lebensalter, Jahres- und Tageszeit, Nahrungsaufnahme, Gewohnheiten, Berufstätigkeit, Umwelteinflüsse usw. beeinflusst.

Die körperliche Konstitution wird durch die drei Doshas Vata, Pitta, Kapha beschrieben und beinhaltet die körperlichen und psychischen Charaktereigenschaften. Die Grundkonstitution kann von einem, zwei oder von allen drei Doshas geprägt sein.

In der klassischen Literatur wird eine Vata-Pitta-Kapha-Konstitution (Tridosha) als ideal beschrieben, denn hier sind alle biologischen Kräfte ausgewogen vertreten. Einseitige Konstitutionen neigen eher zu Krankheiten, da sie schneller aus dem Gleichgewicht geraten. „Gesund sein" heißt im Ayurveda immer, sich im inneren Gleichgewicht mit der eigenen Dosha-Konstitution zu befinden. Unsere Aufgabe ist es, durch ausgleichende Maßnahmen die eigene Grundkonstitution zu stärken und zu harmonisieren.

Der Ayurveda unterscheidet zwischen sieben verschiedenen Konstitutionstypen. Die Konstitutionstypen unterscheiden sich voneinander je nachdem, welches beziehungsweise welche Doshas bei der betreffenden Person dominant sind und vorherrschen. Wenn nur ein Dosha über die anderen dominiert, sind die Eigenschaften sehr klar zu erkennen. Bei den Mischtypen, bei denen zwei oder alle drei Doshas die Konstitution prägen, vermischen sich die Eigenschaften sehr stark. Die Mischtypen können in allen möglichen Zusammensetzungen auftreten, so dass auch die hier aufgezählten mehr als Prototypen zu verstehen sind. In der Praxis gibt es unzählige Abstufungen und Zwischenschritte, je nachdem wie die Doshas kombiniert sind.

14.1. Vata

Vata-Menschen sind ein Typus, der in seiner Reinform leicht zu erkennen ist. Vatas haben eine leichte, schlanke Körperstruktur. Sie sind oft sehr hoch gewachsen, dabei aber sehr schlank und haben einen eher filigranen Körperbau. Sie haben lange, schmale Hände und oft markante Gesichtszüge. Ihr Haar ist oft eher spröde, widerborstig und es neigt zum Krausen beziehungsweise zur Lockenbildung. Vata-Menschen haben häufig mit trockener Haut zu kämpfen. Sie sind unruhige Menschen, die immer irgendwie in Bewegung sind. Sowohl geistig als auch körperlich sind VATA-Menschen ruhelos und lieben die Veränderung. Die meisten VATA-Menschen reisen sehr gerne. Durch ihren sprunghaften und unsteten Geist neigen sie manchmal dazu, sich in mehreren Projekten gleichzeitig zu engagieren und sich dabei manchmal etwas zu verzetteln. VATA-Menschen haben eine schnelle Auffassungsgabe und lernen schnell. Sie verfügen auch über eine große Begeisterungsfähigkeit. Leider ist Ausdauer nicht so sehr ihre starke Seite, was sich zum Beispiel im Privatleben oft in Form von kurzlebigen Beziehungen und häufig wechselnden Partnerschaften bemerkbar macht.

Vatas halten sich am liebsten in der Sonne auf und haben meistens eine große Abneigung gegen Kälte. Sie haben ein empfindsames und sensibles Nervensystem und sind anfällig für Belastungen durch Stress. Ihre Widerstandskraft gegen Krankheiten ist nicht besonders groß.

14.2. Pitta

Pitta-Menschen haben es in mancher Hinsicht etwas leichter als die beiden anderen Typen, denn sie liegen sozusagen in der Mitte. Pitta stellt einen Mitteltypus zwischen Vata und Kapha da, was dazu führt, dass viele Ungleichgewichte hier weniger in Erscheinung treten. Pittas haben meist eine gute Verdauung und einen gut arbeitenden Stoffwechsel, der für einen wohl proportionierten und gut entwickelten

Körper sorgt. Die Gliedmaßen, die Gesichtszüge und die sonstigen Körperproportionen haben harmonische Dimensionen. Die Haut der Pitta-Menschen ist warm und gut durchblutet, neigt aber zur Feuchtigkeit und zum Schwitzen.

Pitta-Menschen müssen sich oft damit abfinden, bereits in jüngeren Jahren zu ergrauen und bekommen, soweit es sich um Männer handelt, leichter als die beiden anderen Typen eine Glatze. Sie haben eine Aversion gegen Hitze und grelle Sonne. Pitta-Menschen sind ehrgeizig, kritisch und leistungswillig. Sie steigen dank ihrer Dominanz und Durchsetzungsfähigkeit nicht selten in Führungspositionen auf. Sie scheuen weder Konflikte noch Herausforderungen aller Art und neigen zu Ungeduld. Sie kritisieren gerne andere, vertragen Kritik selbst aber eher schlecht, was zu Problemen im Umgang mit anderen Menschen sowohl im Privat- als auch im Berufsleben führen kann.

14.3. Kapha

Kapha-Menschen zeichnen sich durch ihren kräftigen, stämmigen Körperbau aus. Ihr Körper ist gut entwickelt und hat eher runde Konturen. Sie haben eine gewisse Neigung zur Körperfülle, breite Schultern und große Hände. Kaphas haben eine schöne Haut, große Augen und meist kräftige, eher glatte Haare und große, ebenmäßige und regelmäßige Zähne. Ihr Immunsystem und damit ihre Gesundheit ist robust. Krankheiten können ihnen so leicht nicht gefährlich werden. Kaphas sind freundlich und geduldig und sind oft von anziehender Freundlichkeit. In Partnerschaften sind Kaphas treu und absolut loyal und lassen in den seltensten Fällen auf irgendwelche Abenteuer ein. Sie sind tolerant, geduldig und man kann sich auf sie verlassen. Kaphas haben eine Neigung zur Bequemlichkeit und der unstete Bewegungsdrang der Vata-Typen ist ihnen ebenso wenig zu eigen wie das aggressive Durchsetzungsvermögen der Pitta-Typen. Kapha-Menschen ist ihre Bequemlichkeit und Ruhe und Harmonie wichtiger.

14.4. Vata und Pitta

Bei Menschen mit dieser Kombination haben wir es mit einer nicht unproblematischen Zusammensetzung zu tun. Wenn man Luft und Feuer kombiniert, in dem man zum Beispiel mit einem Blasebalg zusätzliche Luft in das Feuer bläst, dann brennt dieses um so heller und intensiver. Genauso ist es auch bei Vata-Pitta-Menschen. Einerseits haben wir hier Menschen mit einem wachen Geist und hoher Intelligenz. Sie sind lebenslustig, attraktiv und haben enorme kommunikative Fähigkeiten, ihr Vata-Anteil entwickelt eine Fülle von neuen Ideen und birgt ein enormes kreatives Potential, dass der Pitta-Anteil gerne in konkrete Handlungen umsetzen will – so schnell und so perfekt wie möglich. Vata-Pita-Menschen setzen sich dadurch oft selbst unter enormen Stress. Es besteht die Gefahr, dass sie sich übermäßig verausgaben und ihre Kräfte überbeanspruchen.

14.5. Vata und Kapha

Vata und Kapha sind eine sehr gegensätzliche Kombination, bei der die Extreme sich letztlich gegenseitig ausgleichen. Einerseits haben diese Menschen durch ihren Vata-Anteil ein hohes Maß an Leichtigkeit, Flexibilität und Unbeständigkeit. Gleichzeitig werden sie aber durch ihren Kapha-Anteil geerdet und stabilisiert. Das Kapha sorgt dafür, dass sie mit beiden Füßen auf dem Boden bleiben und nicht die Bodenhaftung verlieren. Ihnen fehlt das Feuer des Pitta-Elementes. Das macht sich bei vielen Menschen mit dieser Kombination in Form eines starken Wärmebedürfnisses bemerkbar. Vata-Kaphas frieren leicht und benötigen Wärme für einen einwandfrei arbeitenden Stoffwechsel, für die Verdauung und für ihr seelisch-geistiges Wohlbefinden.

14.6. Pitta und Kapha

Kapha-Pitta-Menschen sind robuste Zeitgenossen, die meist einen kräftigen Körperbau und eine stabile Konstitution haben. Ihr Immunsystem arbeitet gut und sie bringen ein hohes Maß mit an Sturheit grenzender Beharrlichkeit und Ausdauer in jedem Lebensbereich auf. Menschen mit einer Kombination aus Pitta und Kapha sind lebensfrohe, soziale und begeisterungsfähige Menschen, die für eine Idee oder ein Projekt brennen können. Ihnen fehlt allerdings die bewegliche Komponente des Vata-Elements, was dazu führt, dass Sie beim Erreichen ihrer Ziele wenig flexibel sind und sich leicht in eine Sache verbeißen können. Es fehlt ihnen manchmal etwas Feinfühligkeit und Einfühlungsvermögen in die Bedürfnisse anderer Menschen. Im Großen und Ganzen kommt man aber gut mit ihnen aus. Sie sind gute Partner und Eltern und machen sich durch ihre herzliche Wesensart viele Freunde.

14.7. Tridosha-Konstitution

Es ist eher selten, dass Menschen die Eigenschaften aller drei Typen in gleichem Maße in sich vereinen. Menschen mit dieser Konstellation sind von Natur aus sehr stabil, ausgeglichen und in sich ruhend. Diese extrem ausgewogene Konstellation ist zweifellos der Idealfall, was sich auch darin bemerkbar macht, dass Menschen mit der Tridosha-Konstitution eine enorme Widerstandsfähigkeit gegen Krankheiten und gesundheitliche Störungen aller Art haben. Man erkannt Menschen mit einer Tridosha-Konstitution daran, dass es keine hervorstechenden, auffälligen Konstitutionseigenschaften von einer der drei Doshas bei ihnen zu beobachten gibt. Menschen mit dieser besonders ausgewogenen Konstitution haben eine Abneigung gegen Einseitigkeit und Extreme, da alles einseitige und Unausgewogene sie aus dem inneren Gleichgewicht bringt.

15. Geistige Gesundheit und mentale Konstitution

Mit der mentalen Konstitution beschreibt Ayurveda den geistigen Entwicklungsstand und die seelische Gemütsverfassung des Menschen. Psychische Eigenarten der Konstitution werden sowohl von den Doshas wie auch von den Gunas beeinflusst. Die Prägung der mentalen Konstitution hat vor allem bei den spirituellen und psychischen Therapieformen großen Einfluss auf die Behandlung.

Nach vedischer Philosophie kommt jeder Mensch mit einem in ihm verankerten Bewusstsein auf die Welt. Diesem Bewusstsein entspringen zum Beispiel unsere tiefsten ethischen und philosophischen Überzeugungen und mentalen Anlagen.

15.1. Sattvika

Die sattvische Konstitution zeigt sich durch folgende Eigenschaften: freundlich, großzügig, vergebend, aufrichtig, intelligent, gutes Gedächtnis, Weisheit, Geduld, nicht verhaftet sein.

15.2. Rajasa

Die rajasische Konstitution zeigt sich durch folgende Eigenschaften: aktiv, ungeduldig, stolz, ehrgeizig, unehrlich, begierig, leidenschaftlich, ärgerlich, heuchlerisch, eifersüchtig.

15.3. Tamasa

Die tamasische Konstitution zeigt sich durch folgende Eigenschaften: ängstlich, unreligiös, träge, Mangel an Intelligenz und Wissen, faul, desinteressiert.

Als eines der höchsten Ziele des menschlichen Daseins wird die geistige Weiterentwicklung angesehen. Die meisten spirituellen Praktiken und Meditationstechniken dienen deshalb der Reinigung des Geistes und Läuterung der Seele. Ziel ist es, einen tamasischen oder rajasischen Bewusstseinszustand zu überwinden, um einen sattvischen Geist zu entwickeln.

16. Vikriti: Störungen der Konstitution

Wenn die Doshas eines Menschen aus dem Gleichgewicht geraten, verändert sich die Konstitution. Das Dosha-Gefüge entspricht nicht mehr der Grundkonstitution (Prakriti) – dieser Zustand wird als Vikriti bezeichnet.

Eine ayurvedische Konstitutionsdiagnose beginnt immer mit der Bestimmung des momentan vorherrschenden Dosha-Zustands, der Vikriti. Mit ausgleichenden Ernährungs- und Lebensempfehlungen und therapeutischen Behandlungen soll der Klient wieder zu seiner ursprünglichen Natur zurückfinden.

Auslösende Faktoren für eine Dosha-Störung sind:

Äußere Einflüsse: ungesunde Lebens- und Ernährungsweise, Klima, berufliche und private Belastungen

Innere Stagnation: Entsprechend der individuellen Natur benötigt jeder Konstitutionstyp bestimmte Ausdrucksformen und typgerechte Verhaltensweisen. Werden diese Bedürfnisse unterdrückt, kommt es zum krankheitsverursachenden Ungleichgewicht.

Viele Dosha-Störungen manifestieren sich im Anfangsstadium im energetischen und emotionalen Bereich. Der Körper zeigt erst später Krankheitssymptome. In unserer westlichen Welt werden mehr als 80 Prozent aller Störungen durch Vata ausgelöst oder verstärkt.

Vata-Störungen

Ein zu hohes Vata entsteht bei einer allgemeinen Überbeanspruchung auf körperlicher und geistiger Ebene. Vata-Störungen sind sehr häufig, weil sie durch den in unserer Gesellschaft fast allgegenwärtigen Stress erheblich gefördert werden. Nahezu 80 Prozent aller gesundheitlichen

Störungen bei Bewohnern westlicher Industrieländer beruhen auf einem Übermaß an VATA. Erscheinungen wie Depressionen und Burnout, die zu einem Massenphänomen geworden sind, sind typische VATA-Störungen.

Umweltbelastung, Stress und bestimmte Lebensbedingungen sind äußerst Vata-erregend. Deshalb sind für uns die Vata-reduzierenden Maßnahmen wie Ölmassagen, warme Speisen und Entspannungsübungen besonders wichtig.

Folgende Krankheitssymptome sind auf ein Übermaß an VATA zurückzuführen:

- Blähungen, Verstopfung, Schlafstörungen, Schlaflosigkeit

- Häufige Schmerzen, Taubheit, Steifigkeit und Krämpfe

- Auszehrung, Gewichtsverlust, Zittern, Zuckungen, Schwindel

- Tinnitus, mentale Instabilität, Verlust der Körperkraft

- Neigung zu Sorgen, Ängsten, innerer Unruhe, Depressionen

- Burnout-Syndrom

Typische Vata-Krankheiten sind: Blutarmut, Muskel- und Knochenschwund, Lähmungserscheinungen, Gedächtnisverlust, Gelenkbeschwerden, Arthritis und Nervenleiden.

Pitta-Störungen

Auch Pittastörungen können schwerwiegende Auswirkungen auf die Gesundheit haben, Ein Übermaß an Pitta entsteht durch zu viel Hitze im Körper. Es sind verschiedene Einflüsse die eine derartige Störung hervorrufen können: Zu viel Verantwortung, Erfolgsdruck und Konkurrenzkampf können ebenso zu einer innerlichen Überhitzung führen wie der übermäßige Genuss von sauer wirkendem Lebensmitteln wie Milch, Fleisch oder Alkohol. Besonders schädlich ist natürlich die

Kombination aus physischen und psychischen Faktoren, die beide zu Pitta-Störungen führen.

Die folgenden Störungen sind auf ein Übermaß an Pitta zurückzuführen:

- Entzündungen und Eiterungen

- Neigung zu erhöhter Temperatur, Fieber und exzessivem Schwitzen

- saures Aufstoßen, Sodbrennen, Magenbeschwerden und Durchfall

- Kopfschmerzen und/oder Migräne

- Schwächung des Sehvermögens

- Unreine Haut, Hautrötung, Hautausschlag

- Haarausfall

- Innere Anspannung, Ärger, Aggressionen und Ungeduld

Typische Pitta-Krankheiten sind Fieber, Entzündungen, Migräne, Eiteransammlungen, entzündliche Arthritis und entzündliche Krankheiten der Leber und des Magen-Darm-Trakts.

Kapha-Störungen

Kapha-Störungen haben ihre Ursache häufig in einem eklatanten Mangel an körperlicher Bewegung sowie an mangelnder Lebensfreude. Eine wichtige Rolle bei der Entstehung von Kapha-Beschwerden ist eine übermäßige Zufuhr an süßer und fettreicher Nahrung. In unserer westlichen Zivilisation sind Bewegungsmangel und zu energiereiche Ernährung inzwischen die Regel, so dass es kein Wunder ist, dass sich Kapha-Störungen in immer größeren Ausmaß manifestieren. Besonders Übergewicht und Diabetes sind in vielen westlichen Nationen, aber auch in immer mehr Entwicklungs- und Schwellenländern zu weit verbreiteten Volkskrankheiten geworden – ein klares Zeichen, dass mit den Lebensverhältnissen der Menschen etwas ins Ungleichgewicht geraten ist.

Es gibt eine ganze Reihe von Beschwerden, die typisch für Kapha-Erkrankungen sind und die relativ häufig anzutreffen sind:

- Zunahme des Körpergewichts, Fettleibigkeit

- Schweregefühl

- Verdickung der Gefäße, Wasseransammlungen, Ödeme

- Unbeweglichkeit, Schläfrigkeit, exzessiver Schlaf, Faulheit

- Kältegefühl

- Übermäßige Schleimbildung in Bronchien, Atemwegen, Stirn- und Nebenhöhlen

- Lustlosigkeit, Antriebslosigkeit

- Depressionen

- Fettsucht

- Hoher Cholesterinspiegel

- Diabetes

- Zysten, Ekzeme und Tumore

17. Ayurveda in der praktischen Anwendung

Ayurveda ist eine ganzheitlich ausgerichtete Heilkunde, die sich mit allem befasst, was in irgendeiner Form Leben beinhaltet. Über viele Jahrhunderte ist die ayurvedische Therapie zu einem komplexen System herangewachsen. Ayurveda kann die herkömmliche Schuldmedizin in vielfacher Weise bereichern, verbessern und ergänzen. Gerade bei Erkrankungen, die in der westlichen Schulmedizin nur schwer zu heilen sind, lassen sich mit Methoden der ayurvedischen Heilkunde oft erstaunliche Erfolge erzielen.

Die ayurvedische Heilkunde vereint medizinische Aspekte mit psychologischen und spirituellen gesundheitserhaltenden zu einer äußerst wirkungsvollen und ganzheitlichen Therapie. Der Ayurveda hat erkannt, dass jeder Mensch anders ist und individuelle Bedürfnisse hat. Das betrifft Fragen der Ernährung und des Verhaltens bei der allgemeinen Lebensführung ebenso wie die konkrete Therapie. Aus diesem Grund kann es vorkommen, dass zwei Patienten, die beide an der gleichen Krankheit leiden, bei einer ayurvedischen Therapie völlig unterschiedlich therapiert werden.

Der Ayurveda bietet eine große Bandbreite an verschiedenen Therapieformen. Welche Therapie im konkreten Einzelfall die richtige ist, lässt sich nur individuell abklären. Dazu sind ausführliche Gespräche erforderlich, bei denen der Patient seine Bedürfnisse und seine Vorlieben mit in die Behandlung einbringen kann. Es ist wichtig, dass der Patient sich mit einbringt, damit die richtige Therapieform gefunden werden kann.

Die ayurvedische Medizin liefert eine sehr große Bandbreite an Therapieformen. Was dabei für den einzelnen die optimale Lösung ist, muss individuell von Fall zu Fall entschieden werden. Neben den rein gesundheitlichen Aspekten spielen hier auch die ganz persönlichen Bedürfnisse und Vorlieben des Patienten eine nicht zu unterschätzende Rolle.

17.1. Ayurvedische Medizin

Die wichtigste Basis der ayurvedischen Medizin ist das Wissen um eine gesunde Lebensweise. Doch daneben verfügt die ayurvedische Heilkunde über zwei Behandlungsmethoden, die es wirklich in sich haben und mit denen auch schwere Krankheiten mit einer hohen Erfolgsaussicht geheilt werden können.

Dravyaguna (eine Kräuterheilkunde) und Panchkarma (eine Ausleitungs- und Reinigungstherapie). Bei diesen beiden Therapieformen handelt es sich um so etwas wie die Allzweckwaffen der ayurvedischen Medizin, mit denen zahlreiche Krankheiten erfolgreich behandelt werden können. Beide Therapieformen werden von ayurvedischen Ärzten entweder als ambulante Therapie oder in Form einer stationären Kur ausgeführt.

Eine medizinische Ayurvedabehandlung ist keine Sache von wenigen Tagen oder Stunden, sondern erfordert einiges an Zeit. Sie begleitet den Patienten über einen längeren Zeitraum, indem der Prozess der Heilung von dem ayurvedischen Arzt begleitet und beobachtet wird, um einen ganzheitlichen Heilungserfolg zu erzielen und nicht nur die Symptome, sondern auch die Ursachen der Erkrankungen nachhaltig zu beseitigen.

Die Behandlung folgt einem überlieferten Therapiekonzept und beginnt grundsätzlich mit einer intensiven Reinigungskur (Panchakarma), die das Ziel hat, den Körper von seinen angesammelten Schlacken und Giftstoffen zu befreien und den Organismus umfassend zu reinigen. Wenn diese umfangreiche und umfassende Reinigungstherapie abgeschlossen ist, beginnt die stabilisierende und regenerierende Dravyaguna-Therapie, in der die einzelnen Körpergewebe und die gesunden Funktionsprinzipien des Körpers systematisch mit pflanzlichen, tierischen und anorganischen Präparaten auf mineralischer Basis sowie speziellen, heilenden Rezepturen erneuert und regeneriert werden.

Panchakarma

Die Reinigungsmethoden des Panchakarma sind eine Kernkomponente der ayurvedischen Therapie. Sie sind sehr alt und werden bereits seit vielen hundert Jahren mit Erfolg angewendet. Sie bestehen aus einem komplexen System von fünf Handlungen, mit dem giftige Substanzen, Stoffwechselabfallprodukte sowie Krankheitsursachen ausgeleitet werden. Welche der fünf Ausleitungsverfahren in welcher Reihenfolge und welcher Kombination zur Anwendung kommen, hängt von der jeweiligen, individuellen Erkrankung des Patienten ab und muss zudem auf dessen generellen Gesundheitszustand abgestimmt werden.

Allerdings ist Panchakarma kein Allheilmittel und nicht für jede Krankheit in gleicher Weise geeignet, Besonders gute Ergebnisse erzielen die verschiedenen Reinigungsverfahren des Panchakarma bei sämtlichen chronischen und hartnäckigen Krankheitsbildern und auch bei allen Krankheiten, bei denen eine psychosomatische Ursache zugrunde liegt. Beispielsweise Verdauungsstörungen, Autoimmunerkrankungen, Impotenz, Herzbeschwerden, Diabetes, Entzündungen aller Art, Beschwerden des Bewegungsapparates, Tinnitus, Allergien usw.

Eine Panchakarma-Kur braucht ihre Zeit. Zwischen drei und zwölf Wochen sollte man dafür einplanen. Je schwerwiegender das Krankheitsbild ist und je länger die gesundheitlichen Probleme bereits bestehen, umso andauernder und umfassender sind die Handlungen. Man sollte sich eine Panchakarma-Kur nicht als Wellness-Urlaub oder als Erholungskur vorstellen. Die gesundheitsfördernde Wirkung wird mit harter Arbeit für Patienten und Therapeuten erkauft. Die therapeutischen Maßnahmen sind nicht alle gerade angenehm:

- Medizinisches Erbrechen (Vamana)

- Abführen (Virecana)

- Einläufe (Basti)

- Nasen- und Stirnhöhlenreinigung (Nasya)

- Aderlass (Rakta Moksa)

Im Gegensatz zu westlichen Techniken wie z. B. dem Heilfasten oder der Darmreinigung wird bei der ayurvedischen Therapie nicht nur der Verdauungstrakt gründlich gereinigt. Stattdessen wird durch das umfassende, den ganzen Körper einschließende Konzept von Ausleitungen, Vorbereitungen und Nachbehandlungen der gesamte Organismus auf der körperlichen und auf der geistigen Ebene vollständig gereinigt und regeneriert.

Ayurveda-Therapie

Am bekanntesten in der Öffentlichkeit sind sicherlich die zahlreichen verschiedenen Öl- und Trockenbehandlungen im Ayurveda, die einen weiteren wichtigen Baustein der ayurvedischen Heilkunst darstellen. Viele Störungen und Krankheiten können mit diesen Therapien erfolgreich reduziert oder ganz beseitigt werden. Dank der Öl- und Trockenmassagen findet der Körper wieder in sein natürliches, ursprüngliches Dosha-Gleichgewicht zurück.

Die Massagebehandlungen werden im Ayurveda nicht nur für sich alleine, sondern vor allem auch als vorbereitende Therapie für Panchakarma und als Begleitung für jede andere therapeutische Behandlung eingesetzt. Durch die äußere Ölung, die meistens von einer inneren Ölung unterstützt wird, wird der Körper weich, toxische Stoffe, Schlacken und Gewebegifte aller Art lösen sich und werden schließlich mit einer an die Ölung anschließenden Schwitzbehandlung ausgeleitet.

Wenn die ayurvedischen Öl- und Trockenmassagen regelmäßig angewendet werden, üben Sie eine verjüngende, vitalisierende und sogar eine zellerneuernde Wirkung auf den Organismus aus. Man unterscheidet dabei zwischen gewebereduzierenden und gewebeaufbauenden Behandlungen. Die Ölmassagen haben eine gewebeaufbauende Wirkung, während die Trockenmassagen dagegen eine gewebereduzierende Wirkung haben. Sie dienen in erster Linie der Entgiftung und der Gewichtsreduktion.

Bei regelmäßiger Anwendung wirken die einzelnen Behandlungsformen verjüngend, zellerneuernd und vitalisierend. Darüber dienen sie der Gesundheitsvorsorge, der Stärkung des Immunsystems und unterstützen das allgemeine Wohlbefinden von Körper und Seele. Man unterscheidet zwischen gewebereduzierenden und gewebeaufbauenden Behandlungen. Zu den gewebeaufbauenden Massagen gehören die verschiedenen Ölmassagen. Die gewebereduzierenden Massagen (Trockenmassagen) unterstützen die Entgiftung und die Gewichtsreduktion.

Snehana – die Ölsalbungen

Öl spielt in der ayurvedischen Heilkunst eine wichtige Rolle. Unter dem Begriff „Snehana" werden sämtliche im Ayurveda gebräuchlichen Ölmassagen zusammengefasst. Der ganze Körper (Abhyanga) oder nur Teilbereiche (Bauch, Rücken, Kopf, Gesicht und Füsse) werden mit auf den Hauttyp, die Konstitution und die Krankheitsbilder abgestimmten Ölen massiert. Die verschiedenen Massagen werden eingesetzt zur Stressreduktion, bei Schlafstörungen, zur Stärkung von Haut, Knochen und Muskeln, bei Beschwerden des Bewegungsapparates und zur allgemeinen Verbesserung des Immunsystems.

Dhara – der Ölguss

Die bekannteste und wohl auch ungewöhnlichste Dhara-Bahandlung aus der ayurvedischen Heilkunst der Shirodhara, der Stirnguss. Klingt ungewöhnlich, ist es auch. Denn mehr als 20 Minuten lang fließt ein warmer Strahl aus Öl auf die Stirn und soll dabei einen Zustand tiefer

Entspannung auslösen. Neben Öl werden bei dieser Technik auch warme Buttermilch oder spezielle medizinische Abgüsse verwendet. Der Stirnguss wird im Wellbeing zur Entspannung und Schönheitspflege eingesetzt, aber auch zur medizinischen Behandlung von Depressionen, Beschwerden des Nervensystems sowie von Kopfschmerzen.

Garshan – die Seidenhandschuhmassage

Das Garshan ist eine spezielle Trockenmassage, bei der raue Seidenhandschuhe zum Einsatz kommen. Bei dieser Trockenmassage wird der gesamte Körper dazu animiert, Giftstoffe und Abfallprodukte auszuscheiden. Wie bei einer Lymphdrainage wird auch überflüssige Flüssigkeit aus dem Körper ausgeleitet. Damit wird auch eine Gewichtsreduktion unterstützt und eine Straffung des Körpergewebes gefördert.

Udvarthana – die Trockenmassagen

Das Udvarthana ist eine Trockenmassage, bei der der Körper mit warmen Gewürzen, Mehlen und Kräutern abgerieben wird. Öle kommen dabei nicht zum Einsatz, das Ganze ist eine reine Trockenmassage. Man benutzt sie, um den Körper bei der Entgiftung zu unterstützen, um Wassereinlagerungen abzubauen, angesammeltes Ama zu beseitigen und Fettpolster zu reduzieren. Insgesamt wirken diese Trockenmassagen ausgesprochen reinigend und belebend. Die Udvarthana wird häufig als Abschlussbehandlung nach der klassischen Ölmassage eingesetzt.

Svedana – die Schwitzkuren

Schwitzen ist ein wichtiger Bestandteil der ayurvedischen Therapie. Schwitzen gehört bei jeder ayurvedischen Therapie dazu. Es hat eine Vielzahl von positiven Wirkungen. Es hilft dem Körper, Giftstoffe auszuscheiden und Abfallstoffe zu verbrennen. Wenn man eine ayurvedische Behandlung mit Ölmassagen erhalten hat, sollte danach immer eine weitere Behandlung mit einer kräftigen Schwitzkur folgen, damit die aus dem Körpergewebe während der Massage freigesetzten Überschüsse der drei Doshas ausgeschieden werden können und das Agni angeregt wird.

Pinda sveda – Gazesäckchen-Massage

Beim Pinda sveda wird der ganze Körper mit heißen Gazebeuteln ausgestrichen. Die Beutel werden zuvor mit Gewürzen, Kräutern und speziell abgestimmten Reisabkochungen gefüllt. Diese Therapie wird besonders bei Beschwerden wie Arthritis, Lähmungen, Verletzungen und Muskelverhärtungen und bei Verletzungen eingesetzt. Diese Behandlung soll die Zellerneuerung stimulieren und sorgt dafür, dass das Gewebe gestrafft wird.

17.2. Ayurveda-Beratung

Ayurveda ist eine ganzheitliche Heilkunde, die einen Dialog zwischen dem Patienten und dem ayurvedischen Arzt oder Therapeuten voraussetzt, wenn die Therapie erfolgreich verlaufen soll. Darum muss jede Ayurveda-Therapie immer auch beratende Elemente beinhalten, in denen der Patient seine individuellen Bedürfnisse und Wünsche im Gespräch mit seinem Therapeuten in die Behandlung einbringen kann. Um Krankheiten zu heilen und um die Gesundheit des Patienten effektiv wiederherzustellen, muss die Gesamtsituation des Patienten in die Ayurveda-Behandlung unbedingt miteinbezogen werden. Dazu gehört eine genaue Analyse und gemeinsame Erörterung seiner körperlichen, seelischen und geistigen Verfassung aber auch eine genaue Betrachtung seines sozialen, familiären und ökonomischen Umfelds. Eine Ernährungsberatung und eine psychologische Beratung auf Basis der ayurvedischen Lehre haben sich als zusätzliche, eigenständige Behandlungsmethoden ebenso bewährt wie zur Unterstützung einer klassischen ayurvedischen Therapie. Sie haben das Ziel, den Patienten in seinem eigenen Prozess der Weiterentwicklung des Bewusstseins zu begleiten und zu unterstützen.

18. Ernährung

Es kann kaum überraschen, dass die richtige Ernährung eine zentrale Rolle in der ayurvedischen Therapie spielt. Die ayurvedische Ernährung hat das Ziel, dass Körper, Geist und Seele mit allen nötigen Nährstoffen optimal versorgt werden. Es versteht sich von selbst, dass ohne die richtige Ernährung keine dauerhafte Gesundheit möglich ist, denn was wir essen, hat einen ganz elementaren und entscheidenden Einfluss auf unser körperliches Wohlbefinden, aber auch auf unsere seelische Zufriedenheit. Bei der ayurvedischen Ernährungslehre handelt es sich um ein ganzheitliches System, dass dafür sorgt, dass nicht nur der Körper, sondern auch Geist und Seele mit allen Nähr- und Vitalstoffen versorgt werden, die für das Wohlbefinden erforderlich sind. Dabei ist für jeden Ayurveda-Patienten eine individuelle Abstimmung der Ernährung notwendig, die sich an seinem jeweiligen Dosha-Typ ausrichtet.

Alle Nahrungsmittel werden in der ayurvedischen Lehre konsequent unter Berücksichtigung der jeweiligen individuellen Verfassung und anhand einer sorgfältigen Analyse des Stoffwechsels des Patienten zusammengestellt und ausgewählt. Aber das alleine ist noch nicht genug. Da es bei der Wahl der richtigen Ernährung nicht nur um das körperliche, sondern auch um das geistige und seelische Wohlbefinden des Ayurveda-Patienten geht, spielen auch andere Aspekte eine Rolle: Art und Zubereitung der Speisen muss auf Klima und Jahreszeiten sowie auf die Essgewohnheiten des Kulturkreises, aus dem der Patient stammt, sorgsam abgestimmt werden, um eine optimale Wirkung zu erzielen.

Das bedeutet, dass es keine typische oder standardmäßige ayurvedische Ernährung gibt, sondern dass jeder Mensch sich mit Hilfe der ayurvedischen Lehre seine persönliche, für ihn optimale Form der Ernährung selbst entwickeln kann. Wichtig für die optimale Ernährungsweise ist die Berücksichtigung der Doshas und des Agni und die Einbeziehung von Herkunft, Lebensstil und Lebenstradition des Patienten. Wenn alle diese Dinge berücksichtigt werden, kommt am Ende dabei eine äußerst vielseitige und vollwertige Ernährung heraus, die nicht nur wohlschmeckend ist, sondern auch ausgesprochen belebend und energiespendend wirkt. Das energetische Level jedes Menschen lässt sich mit einer ayurvedisch abgestimmten Ernährung entscheidend verbessern.

Gute Bekömmlichkeit und optimale Verwertbarkeit der Nährstoffe – das ist das Ziel der ayurvedischen Ernährung und darauf zielt die gesamte Zubereitung der Speisen in der ayurvedischen Küche. Appetitanregende Gewürze, Lebensmittel mit guter und leichter Verdaubarkeit und schonende Zubereitung der Speisen sorgen dafür, dass der Körper alle lebenswichtigen Bausteine in der Nahrung bestmöglich verwerten und aufschlüsseln kann. Die richtige Nahrung ist eine wichtige Grundlage für jede ayurvedische Therapie. Kräuter, Gewürze und hochwertige Nahrungsmittel sind ein wichtiger Teil der ayurvedischen Pflanzenheilkunde. Mit Hilfe der richtigen Ernährung kann der Patient ein Höchstmaß an vitaler Lebensenergie gewinnen und sein Energielevel entscheidend verbessern.

Neben den rein medizinischen Aspekten berücksichtigt das Ayurveda jedoch auch die Bedeutung des täglichen Essens für das seelische Wohlbefinden und sorgt darum für schmackhafte und wohlriechende Speisen.

18.1. Allgemeine Ayurvedische Tipps zur Ernährung

Nahrung hat wichtige Aufgaben. Sie versorgt unseren Körper mit Baustoffen und mit wichtigen, für die Körperfunktionen unverzichtbaren Substanzen wie Vitaminen und Spurenelementen. Und natürlich wird der Energiebedarf des Körpers über die Nahrung gedeckt.

Damit unser Körper optimal versorgt wird und die Nahrung bestmöglich verwertet werden kann, kommt es nicht nur auf die Qualität der

Nahrung an, sondern auch darauf, dass die aufgenommene Nahrung optimal auf die Funktion unseres Verdauungssystems abgestimmt wird. Ob die Nahrung richtig aufgenommen und verdaut wird, ist zu 100 Prozent davon abhängig, dass unser Verdauungssystem einwandfrei funktioniert. Deshalb legt die ayurvedische Gesundheitslehre auch so großen Wert darauf, für jeden Dosha-Typ die richtige Ernährungsweise zu ermitteln.

Es gibt aber auch eine ganze Reihe von allgemeinen Verhaltensmaßregeln, mit denen man etwas für seine Verdauung tun kann. Verhaltensweisen, die bei allen Menschen unabhängig vom Dosha-Typ und der individuellen Konstitution anwendbar sind. Diese nützlichen Tipps haben wir gesammelt und die zehn wichtigsten davon für Sie zusammengestellt. Wer die folgenden Regeln beherzigt, tut seinem Verdauungssystem auf jeden Fall etwas Gutes.

Man muss nicht gleich alle Regeln auf einmal umsetzen. Im Gegenteil, wenn man etwas ändern will, sollte man es mit der Politik der kleinen Schritte versuchen und eine Regel nach der anderen einführen. Erst dann, wenn eine Regel zu einer festen Gewohnheit geworden ist und es keine Anstrengung mehr erfordert sie einzuhalten, nimmt man die nächste Regel in Angriff.

- Essen Sie nur, wenn Sie wirklich Hunger haben und wenn die letzte Mahlzeit wenigstens drei bis fünf Stunden zurückliegt. Andernfalls ist die letzte Mahlzeit noch nicht richtig verdaut und es befinden sich noch Speisereste im Magen.

- Füllen Sie Ihren Magen nur zu zwei Dritteln. Hören Sie auf zu essen, bevor sich ein unangenehmes Völlegefühl einstellt.

- Essen Sie in einer ruhigen und entspannten Atmosphäre. Während des Essens sollten Sie keinen Nebentätigkeiten wie Fernsehen nachgehen und Ihr Smartphone ausgeschaltet lassen.

- Gönnen Sie sich nach dem Essen fünf bis zehn Minuten ruhiges Sitzen.

- Essen Sie zu regelmäßigen Uhrzeiten.

- Essen Sie weder zu schnell noch zu langsam.

- Das Mittagessen sollte die Hauptmahlzeit, Frühstück und Abendessen leicht sein.

- Nehmen Sie keine Zwischenmahlzeiten zu sich, wenn Sie nicht wirklich starken Hunger verspüren.

- Das Essen sollte frisch zubereitet, wohlschmeckend, bekömmlich und warm sein. Vermeiden Sie aufgewärmte oder abgestandene Speisen.

- Der größte Teil der Nahrung sollte gekocht sein. Rohkost ist für den Körper schwerer verdaulich und sollte nur in Maßen gegessen werden.

- Benutzen Sie Gewürze, denn Gewürze machen das Essen nicht nur schmackhaft, sondern unterstützen oft auch den Verdauungsvorgang. Vata, Pitta oder Kapha Churnas sind hierfür besonders empfehlenswert.

- Flüssigkeiten wie Wasser, Saft oder Lassi können während des Essens in kleinen Schlucken getrunken werden. Heiße Getränke sind vorzuziehen. Vermeiden Sie eiskalte Getränke.

- Milch sollte nicht zusammen mit den Mahlzeiten getrunken werden. Sie lässt sich jedoch gut mit Toast, Getreideprodukten und süß schmeckenden Nahrungsmitteln kombinieren.

- Honig sollte nicht erhitzt und nicht zum Kochen oder Backen verwendet werden.

- Vermeiden Sie abends schwere Nahrungsmittel wie Fleisch, Wurst, Fisch, Joghurt, Käse, Buttermilch, Quark oder ähnlich Eiweißreiches.

- Nehmen Sie je nach Bedarf die entsprechenden Nahrungsergänzungen zu sich.

18.2. Ernährungstipps für die drei Doshas

18.2.1. Ernährung für den Pitta-Typ

Pitta-Menschen sind eigentlich mit einem sehr gut funktionierenden Verdauungsfeuer gesegnet. Das macht sich durch großen Appetit und viel Durst, eine robuste Gesundheit und reichlich körperlicher und sexueller Energie bemerkbar.

Aber auch Pittas sind nicht unverwundbar. Wird ihr Dosha durch Stress, Wut, große Hitze oder übermäßigem Genuss von Weißmehl, Zucker, Fleisch und Alkohol gestört, so kommt es zu Störungen in der Nahrungsverwertung, die sich schließlich in Form von Mangelerscheinungen an Vitalstoffen äußern.

Wenn das Dosha eines Pitta-Menschen gestört wird, dann stellen sich Krankheitssymptome in Form von Magenreizungen, Gastritis, Sodbrennen, Akne, Kopfschmerzen, Entzündungen oder Durchfall ein. Der Stoffwechsel wird leicht übersäuert, was sich dann in Form Sodbrennen, häufigen Aufstoßen, Schwitzen und nervöser Reizbarkeit als Anzeichen für das innere Ungleichgewicht der Körpersäfte seinen Ausdruck findet.

Damit die Verdauung eines Pitta-Menschen wieder zu ihrem Gleichgewicht zurückfindet und wieder einwandfrei funktioniert, sollten zunächst einmal säuernde Speisen vermieden werden und auf eine basische Ernährung mit viel Gemüse geachtet werden. Daneben sollten aber auch die Essgewohnheiten auf den Prüfstand gehoben und wenn nötig, geändert werden. Mahlzeiten sollten immer gründlich gekaut und eingespeichelt werden, um dem Magen die Arbeit so weit wie möglich zu erleichtern. Die Mahlzeiten sollten nicht zu groß sein und der Magen nie zu mehr als zwei Dritteln gefüllt werden. Vitalstoffreiche Speisen wie Gemüse, Salate und Rohkostsäfte können der Verdauung helfen. Sehr saure Speisen wie Zitrusfrüchte, Ananas, Tomaten und alle sehr scharfen Gewürze sollten vermieden werden, da sie das Verdauungssystem eines Pitta-Menschen leicht überreizen können.

Ein ausgezeichnetes Mittel gegen alle Störungen bei Pitta-Menschen sind süße und bittere Gewürze wie beispielsweise Zimt, Fenchel, Koriander und Dill. Kühles Quellwasser, leckere frische Salate mit würzigen Kräutern und Ghee sind eine zusätzliche Unterstützung. Bei Ghee handelt es sich um reines, geklärtes Butterfett, das in der ayurvedischen Medizin sehr häufig zur Anwendung kommt. Es mindert zu viel Hitze und Säure und wirkt dämpfend auf Nervosität im Körper.

Das Agni, das Verdauungsfeuer, ist mit dem Pitta sehr nah verbunden und braucht von Menschen mit einem hohen Pitta-Anteil besondere Pflege.

Mittags ist das Agni von Natur aus am stärksten und hier sollte nach den ayurvedischen Empfehlungen die Hauptmahlzeit gegessen werden. Durch die guten Verdauungssäfte können hier zwischen 12.00 und 13.00 Uhr schwere Speisen oder üppige Menüs besser verwertet werden, als zu einer anderen Tageszeit. Viele Pitta-Typen können ihr starkes Agni durch einen heftigen Appetit ab 11.00 Uhr mittags spüren, und sie werden leicht ungeduldig und reizbar, wenn sie auf ihre Mahlzeiten warten müssen.

Der Sitz des Agnis ist in der Leber, und die Ursache vieler Pitta-Beschwerden findet sich ebenfalls in diesem Bereich. Für einen guten Leberstoffwechsel werden im Ayurveda täglich der Saft einer halben Zitrone und Vitamin-A-haltige Speisen wie z. B. Karotten, Grünkohl, Petersilie und Aprikosen empfohlen. Diese helfen auch bei unreiner Haut, Akne und Sehschwäche.

Fünf Tipps zum Ausgleich des Pitta-Doshas

- Essen Sie mittags Ihre Hauptmahlzeit mit viel Rohkost oder Salat. Vermeiden Sie alle sehr scharfen Speisen und Gewürze.

- Reduzieren Sie alle säuernden Getränke und Speisen wie Kaffee, schwarzer Tee, Alkohol, Fleisch, Zucker und Weißmehl-Produkte.

- Verschaffen Sie sich einen körperlichen Ausgleich gegen Stress und innere Anspannung mit Sport, Tanzen, Gartenarbeit oder anderer körperlicher Betätigung.

- Singen Sie täglich fröhliche und spirituelle Lieder.

- Seien Sie nicht zu anspruchsvoll und ehrgeizig mit sich selbst und anderen, sondern üben Sie sich in Toleranz und Gleichmut.

18.2.2. Ernährung für den Vata-Typ

Vata-Menschen haben einen hochaktiven Stoffwechsel mit einem wechselnd starken Verdauungsfeuer. Sie haben einen unbeständigen Appetit und sie lieben Abwechslung in ihrer Ernährung. Vatas haben eine tiefe Abneigung gegen Routine bei ihren täglichen Mahlzeiten. Viele Vatas können alle Speisen recht gut verdauen, aber manchmal leiden sie unter Blähungen und Krämpfen. Wenn ein Mensch mit einem hohen Kapha-Anteil großem inneren Stress ausgesetzt wird oder sich außerhalb seiner gewohnten Umgebung befindet, reagiert sein Verdauungssystem oft mit Verstopfung und Völlegefühl. Vatas sollten auf eine regelmäßige Lebensführung achten, um ihr wechselhaftes Verdauungssystem zu stabilisieren. Sie sollten sich Zeit beim Essen nehmen und nicht hastig ihre Mahlzeiten im Stehen herunterschlingen.

Leichte Küche, warme Speisen

Vata-Menschen haben einen empfindlichen Darm. Außerdem frieren sie leicht, Sie sollten leicht verdauliche und wärmende Speisen zu sich nehmen wie z. B. Gemüseeintöpfe und Suppen mit Reis, Cremesuppen etc. Vor dem Schlafengehen bietet sich ein Glas warme Milch mit Muskat an. Schwer verdauliche Nahrungsmittel wie Hülsenfrüchte, frittiertes, fettes Fleisch sowie kalte Speisen und Getränke sollten von Vata-Menschen gemieden werden. Auch unregelmäßige Mahlzeiten oder längeres Fasten sind mit einer vatageprägten Konstitution tabu und würden das Verdauungsfeuer weiter beeinträchtigen. Vata-Störungen machen sich ganz besonders im Winter bemerkbar: Schwächliche Gesundheit mit Anfälligkeit für Erkältungserkrankungen, innere Schwäche, Kraftlosigkeit, Gefühl ausgelaugt zu sein, trockene und spröde Haut. Gewürze wie Anis, Zimt und Ingwer können hier ebenso helfen wie Massagen mit Sojaöl und Speisen, die mit Butterfett und kaltgepressten Ölen zubereitet wurden. Auf diese Weise kann man das erhöhte Vata reduzieren und dämpfen und den Körper in sein natürliches inneres Gleichgewicht führen.

Fünf Tipps zum Ausgleich des Vata-Doshas

- Gewöhnen Sie sich einen gleichmäßigen und harmonischen Lebensrhythmus an und pflegen Sie Ihre Gewohnheiten.

- Essen Sie drei regelmäßige, liebevoll zubereitete und gekochte Mahlzeiten am Tag.

- Vermeiden Sie alle kalten, blähenden, und schwer verdaulichen Speisen wie Kohl, Paprika, Pilze, Hülsenfrüchte und Rohkost, insbesondere nach 16.00 Uhr.

- Gehen Sie früh schlafen und massieren Sie sich vorher die Füße mit Sesamöl ein.

- Haben Sie Vertrauen in ihre eigene Kraft und finden Sie Ruhe in sich selbst.

18.3.3. Die Ernährung des Kapha-Typs

Leider haben Kapha-Menschen ein nur schwach ausgeprägtes Verdauungsfeuer. Sie sind anfällig für die Einlagerung von Verdauungsrückständen und Schlacken im Körper. Kapha-Menschen neigen zur körperlichen Fülle und aufgrund des schwachen Stoffwechsels ist es für sie sehr schwer abzunehmen und Fett zu verbrennen. Diäten verfehlen bei Kaphas oft ihre Wirkung. Nach dem Essen fühlen sie Kaphas oft müde und schwer. Häufig brauchen sie nach dem Essen erst einmal ein Verdauungsschläfchen. Kapha-Menschen essen gerne und sind ausgesprochen genussorientiert. Stress, Ärger und innere Konflikte werden gerne mit herzhaftem Essen oder großen Mengen an Süßigkeiten kompensiert. Es versteht sich von selbst, dass dieses Essverhalten von Kaphas schnell zu gesundheitlichen Problemen führen kann. Typische Kapha-Störungen sind zum Beispiel ständige Müdigkeit, obwohl ausreichend geschlafen wird, Depressionen, Flüssigkeitsansammlungen in Körpergeweben (Ödeme). Kaphas sollten sehr süße, salzige, schwere und gebratene oder frittierte Speisen meiden.

Veränderung in kleinen Schritten

Wichtig ist es, dass Kaphas lernen, sich selbst und ihren Körper anzunehmen und zu akzeptieren. Kapha-Menschen sollten sich jeden Tag Bewegung im Freien verschaffen, um den Körper mit ausreichend Sauerstoff zu versorgen und den Stoffwechsel anzukurbeln. Auch Yoga-Übungen sind sinnvoll. Bei der Ernährung sollte man auf eine leicht verdauliche Kombination der einzelnen Nahrungsbestandteile achten. Es sollte nicht zu viel Fleisch und stattdessen viel Gemüse und reichlich stoffwechselfördernde Gewürze wie Curcuma, Cumin, Methi, Knoblauch, Oregano und Koriander verwendet werden. Schon eine kleine Ernährungsumstellung kann eine große Verbesserung bewirken und den Stoffwechsel in Bewegung bringen.

Allerdings fällt es Kapha-Typen besonders schwer, von liebgewonnenen Gewohnheiten loszulassen. In diesem Falle ist es erfahrungsgemäß besser, sich mit einer kleinen Ernährungsumstellung langsam in die neue Lebensweise einzuschleichen, als eine radikale Rosskur ohne Dauer durchzuführen.

Fünf Tipps zum Ausgleich des Kapha-Doshas

- Essen Sie bewusst und beschränken Sie sich auf drei Hauptmahlzeiten.

- Trennen Sie innerhalb einer Mahlzeit Eiweiß und Kohlenhydrate voneinander und bevorzugen Sie alle bitteren und stoffwechselfördernden Speisen wie grüne Blattsalate, Chicorée, Radicchio und Bockshornklee.

- Essen Sie bis 11.00 Uhr nur frische Früchte und trinken Sie viel warmes Wasser.

- Nehmen Sie sich für jeden Tag ein halbstündiges Bewegungsprogramm, z. B. Yoga, Walken, Radfahren oder Schwimmen vor und vermeiden Sie, mittags zu schlafen.

- Leben Sie aktiv und lassen Sie sich von Ihrer eigenen Lebenskraft zu neuen Taten inspirieren.

19. Lebensstil und Psychologie

Die ayurvedische Heilkunde hat eine wichtige Erkenntnis bereits vor vielen hundert Jahren gewonnen, die sich in der westlichen Schulmedizin erst in der jüngeren Vergangenheit durchgesetzt hat: Ein großer Teil aller Krankheiten hat auch eine psychische und psychosomatische Komponente. Die ayurvedische Heilkunde will den Menschen nicht nur zu körperlicher, sondern auch zu geistiger und seelischer Gesundheit führen. Es sind nicht Infektionen oder Mangelernährung, die den größten Anteil an den Krankheitsursachen in der westlichen Welt haben. Stattdessen sind dauernder Stress, Überforderung, psychische Traumata, unverarbeitete emotionale Eindrücke und falsche Gedankenmuster die wichtigsten Auslöser für körperliche Beschwerden. Wer ständig unter Stress und emotionaler Anspannung steht, wird über kurz oder lang auch die verschiedensten Krankheitssymptome entwickeln. Bei fast sämtlichen Zivilisationskrankheiten, seien es Herzinfarkt und Schlaganfall, Magenbeschwerden, Neurodermitis oder auch Übergewicht spielt Stress eine entscheidende Rolle.

Die ayurvedische Psychologie spielt darum eine wichtige Rolle im Gesamtsystem der ayurvedischen Heilkunde. Mit ihrer ganzheitlichen und tiefgründigen Psychologie kann die ayurvedische Heilkunde einen wichtigen Beitrag zur Gesunderhaltung der Menschen in der westlichen Zivilisation leisten und uns zu unserem körperlichen und seelischen Gleichgewicht zurückführen. Menschen auf ihrem Weg zu innerer Ausgeglichenheit, spiritueller Erfüllung und mentaler Gesundheit zu begleiten, ist einer der ganz wesentlichen Aspekte in der Arbeit mit der ayurvedischen Heilkunde.

Wie in vielen alten Hochkulturen finden wir auch im Ayurveda ein komplexes Wissen um die Zusammenhänge von Mensch, Natur und Kosmos. So beginnt Heilung im Ayurveda immer mit der fundierten Betrachtung der spirituellen und emotionalen

Hintergründe der Entstehung der Krankheit sowie ihrer individuellen Entwicklungsphasen.

Eine umfassende spirituelle Psychotherapie auf der Basis der ayurvedischen Heilkunde eröffnet dem Patienten eine völlig neue Form der Selbsterfahrung und ermöglicht ihm eine neue Qualität des Wachstums auf allen Ebenen seines Seins. Dank der Hilfe der inneren Weisheit verhilft uns ayurvedische Psychologie zu neuen Impulsen für ein erfülltes Leben voller Harmonie und Ausgeglichenheit. Diese Harmonie ermöglicht tiefe Heilungsprozesse und lässt uns unser volles persönliches Potential entdecken.

19.1. Glücklich mit der eigenen Konstitution

Es ist wichtig zu begreifen, dass jeder Mensch eine unveränderliche Komponente in seiner Persönlichkeit hat, mit der wir durch das Leben gehen. Sie gilt es bei jeder ayurvedischen psychologischen Beratung zu berücksichtigen. Ayurvedische Psychologie kann uns helfen, gelassen und freudig unser Leben zu leben.

Es sind viele verschiedene Aspekte, die unsere Persönlichkeit prägen: Zum einen äußere Einflüsse wie Familie, Erziehung und Bildung. Die wichtigere Komponente bei der Charakterbildung ist aber die unveränderliche Komponente, die von unserer körperlichen und mentalen Konstitution und damit von unserem ayurvedischen Typ abhängt. Wer wir sind und wie sich unser Leben gestaltet, hängt entscheidend davon ab, in welcher Weise sich die Doshas und Gunas in uns manifestieren. Die Doshas sorgen dabei für eine absolut unveränderliche Grundprägung, während die mentale Konstitution durchaus unserem Einfluss unterliegt. Das Wissen um die eigene Grundkonstitution und um die eigene Belastbarkeit ist eine große Hilfe, wenn es darum geht, mit den vielfältigen Herausforderungen zurecht zu kommen, die das tägliche Leben an jeden von uns stellt.

Die Konstellation des Doshas, die unveränderlich sind, können wir uns dabei wie die Hardware eines Computers vorstellen, die aus greifbarer Materie besteht und sich verändert, sofern wir nicht irgendwelche Teile manuell austauschen.

Die Software in diesem Beispiel wird dagegen von unserer mentalen Konstitution dargestellt, die für die feinstoffliche Seite zuständig ist und die eigentliche Datenverarbeitung übernimmt. Je besser unsere körperliche Verfassung (die Hardware) ist, um so leichter können wir mentale Störfaktoren ausfiltern. Denn das körperliche und das mentale Immunsystem reagiert typgerecht und typabhängig auf Stress und Überforderung und hat damit Schwachstellen auf unterschiedlichen Ebenen, an denen es angreifbar ist und gestört werden kann.

Die klassischen überlieferten Texte des Ayurveda lassen keinen Zweifel daran, dass jeder Krankheit ein Mangel an Ojas (der vitalen Lebensenergie) vorangeht. Ein aktiver Zellstoffwechsel und eine funktionierende Verdauung sind die Ausgangsbasis für jede psychologische Ayurveda-Therapie. Es ist gar nicht so schwer, das angeschlagene Ojas wieder aufzubauen. Es helfen einfache Regenerationsmaßnahmen: Gewürze, Heilkräuter, Lebensmittel, die reich an Vitalstoffen sind.

Schwieriger ist es da schon, der eigentlichen Ursache für den Ojas-Verlust auf die Spur zu kommen. Die Ursachen für ein angeschlagenes Ojas befinden sich meistens auf der feinstofflichen Ebene. Die meisten Beeinträchtigungen des Ojas gehen dabei von Stress, unverarbeiteten Erfahrungen in der Vergangenheit und unterdrückten Emotionen aus. Diese Faktoren sorgen für zu viel Rajas in der mentalen Verfassung und sind der Nährboden für alle möglichen psychischen Beschwerden.

19.2. Unveränderliche Persönlichkeitsprägungen

Sehr viele Menschen versuchen ihre psychischen Probleme zu lösen, indem sie ihre Persönlichkeit verändern, verbessern; kurz, modifizieren wollen, um den Belastungen des Alltags besser gewachsen zu sein. Sie wollen auf diese Weise eine Lösung für ihre beruflichen oder gesundheitlichen Probleme finden. Das ist aber leichter gesagt als getan und alles andere als ein einfaches Unterfangen.

Denn es gibt Bestandteile unserer Persönlichkeit, die sich nicht so ohne weiteres ändern lassen und unveränderbar sind, genauso wie unsere Größe, unsere Gesichtsform oder unsere Augenfarbe.

Bestimmte Charaktereigenschaften wie Ehrgeiz, Eitelkeit oder Kreativität sind typbedingt und lassen sich nicht ohne weiteres erwerben. Entweder man hat es oder man hat es nicht. Diese Eigenschaften werden einem in die Wiege gelegt und lassen sich nicht nachträglich erwerben. Aus diesem Grund sind alle Versuche, die eigene oder eine andere Persönlichkeit tiefgreifend ändern zu wollen, von vornherein zum Scheitern verurteilt. Selbst unsere Eltern haben das mit allen Erziehungsversuchen, die ihnen zur Verfügung standen, nicht geschafft.

Die Interpretation ist entscheidend

Viele Persönlichkeitsanteile sind ein fester Teil unserer Grundkonstitution. Sie prägen unseren Lebensweg in allen Entwicklungsphasen von unserer frühen Kindheit bis hinein ins hohe Alter. Allerdings können diese Charaktereigenschaften auf ganz unterschiedliche Weise zum Ausdruck kommen.

„Wir sind nicht Opfer aller Launen und Marotten der Prakriti, sondern die Qualität unserer Gedanken und Emotionen entscheidet über das Glück oder Unglück, mit dem wir jeden Tag erleben."

Alle Maßnahmen der ayurvedischen Psychotherapie zielen darauf ab, möglichst viel Sattva-Guna zu entwickeln. Damit sollen die Störfaktoren des Tamas und Rajas überwunden werden. Wir versuchen eine sattvische Geisteshaltung zu erzielen, mit der wir negative Konstitutionseigenschaften transformieren können. Dazu zeigen wir uns von unserer besten Seite: Der empfindsame und sensible Vata-Geist erhält spirituelle Inspiration (Sattva), anstelle der nervösen Überreizung (Rajas) oder Lethargie (Tamas). Das Maß an Sattva entscheidet darüber, ob aus einen Kapha-Typ ein großzügiger Philanthrop wird oder ein Geizhals, oder ob z. B. die energische Durchsetzungsfähigkeit von

Pitta dem Wohl der Allgemeinheit dient oder sich in aggressiver Zerstörung entlädt.

Die klassischen Yoga-Techniken sind übrigens hervorragend zur Stärkung des sattvischen Persönlichkeitsausdrucks geeignet. Die ayurvedische Psychologie räumt den Yoga-Techniken in diesem Zusammenhang große Bedeutung ein. Die reinigenden Atemübungen des Pranayama sowie die Konzentrationsübungen der stillem Meditation haben eine bemerkenswerte Wirkung. Sie wirken wie ein Brennglas für den Verstand und sind eine ideale Vorbeugung, um mentale Störungen aller Art gar nicht erst entstehen zu lassen. Wenn allerdings schon Beschwerden bestehen, dann ist es mit reinen Yoga-Übungen nicht mehr getan. Wenn schon psychosomatische oder psychische Beschwerden vorliegen, so braucht es neben täglichem Yoga und Meditation weitere, genau angepasste Maßnahmen, um die Doshas auszugleichen. (Ernährung, Massage, Heilkräuter). Selbstverständlich gehören auch psychologische Beratungsgespräche dazu. So kann Sattva effektiv und nachhaltig gestärkt werden und ein Ausgleich der Doshas erzielt werden. Während der Meditation sind Mantra-Rezitationen empfehlenswert.

19.3. Konstitutionsbezogene Charaktereigenschaften

Sehen wir uns jetzt die konstitutionsbezogenen und damit weitgehend unveränderlichen Charaktereigenschaften der drei Doshas einmal genauer an.

Vata

Eine Persönlichkeit, die in erster Linie von Vata geprägt wird, zeichnet sich durch viel Offenheit, Kreativität und Spontaneität aus. Vata-Persönlichkeiten haben offene und wache Sinne und nehmen die Welt um sich herum sehr genau und mit großer Aufmerksamkeit wahr. Vata-Menschen sind lernfähig und kommunikativ, sie tauschen sich gern mit anderen Menschen aus und sind kontaktfreudig. Sie können sich gut und schnell auf neue Menschen und Situationen einstellen und sind geistig in jeder Hinsicht sehr flexibel. Sie verfügen über ein gutes Kurzzeitgedächtnis. Ein hoher Vata-Anteil kann auf der emotionalen Ebene zu Nervosität, Unsicherheit, Ängsten, Selbstzweifeln und Sorgen führen.

Pitta

Pitta-Menschen sind Energiebündel. Sie verfügen über ein hohes Maß an Durchsetzungsfähigkeit und verfolgen ihre Ziele mit großer Konsequenz. Sie sind intelligent, ehrgeizig und ausdrucksstark. Sie sind wettbewerbsorientiert, anspruchsvoll gegen sich selbst und gegen andere. Pitta-Typen haben die Fähigkeit, andere Menschen mitzureißen und sie mit Worten und Taten zu überzeugen. Auf der emotionalen Ebene kann ein zu hoher Pitta-Anteil zu maßlosem Ehrgeiz, Perfektionismus, Ärger, cholerischem Verhalten mit Wutanfällen sowie zu Selbstüberschätzung bis hin zum Größenwahn führen.

Kapha

Kapha-Persönlichkeiten sind treu, bequem und haben eine soziale Einstellung. Sie sind ruhige, zufriedene und freundliche Naturen, die Konflikte meiden und sich für die angenehmen Dinge des Lebens interessieren. Ihnen sind ihre Familie, ihre Freunde, gutes Essen und Trinken und ausreichend Ruhe und Entspannung wichtig. Auf der emotionalen Seite kann viel Kapha zu Faulheit, Antriebslosigkeit, allgemeiner Passivität, Ignoranz und Unwahrhaftigkeit führen.

19.4. Qualitäten der mentalen Konstitution

Es sind die drei Gunas – Tamas, Rajas, Sattva – die unsere mentale Konstitution bilden. Mit der ayurvedischen Psychotherapie wollen wir ein gesundes Gleichgewicht zwischen den drei Gunas schaffen, so dass die Gunas ein positives geistiges Klima bilden. Bei einer optimalen Zusammensetzung der drei Gunas sollten sich Tamas und Rajas im gesunden Ausdruck manifestieren. Dabei sollte Sattva das vorherrschende Element der drei Gunas sein.

Tamas

1. führt zu Schlaf (zu viel Schlaf ist bereits Tamas-Pathologie)

2. Faulheit und Lethargie

3. dauerhaftes Aufschieben von Tätigkeiten

4. Passivität, Phlegma

5. Depression

Rajas

1. macht aktiv

2. Unruhe, Körper und Gedanken müssen sich bewegen

3. „Geistiger Durchfall", Geist ist permanent beschäftigt und gebunden

4. Ungeduld und Entscheidungsschwierigkeiten

5. Wut, Aggressionen, Gewalt

Sattva

1. ruhig, friedlich, freudig, begeistert, schön

2. jemand ist gut mit sich / bei sich selbst

3. Strahlen, Zentriertheit, Freudigkeit

20. Ayurveda-Wellbeing

Unter Wellbeing werden aus ganzheitlicher ayurvedischer Sicht all die Empfehlungen und Maßnahmen zusammengefasst, die nicht primär der Behandlung von Krankheiten dienen, sondern der Gesunderhaltung und Vorbeugung. Im Gegensatz zu den therapeutischen Ayurveda-Massagen haben die Behandlungen keinen ausleitenden Charakter, sondern dienen dem Aufbau von Lebensenergie und Freude.

Die entspannenden und gleichzeitig energiespendenden Behandlungen sind äußerst wohltuend und werden klassisch als Schönheits- und Verjüngungstherapie eingesetzt. Gerade in der heutigen Zeit mit starker Belastung durch Beruf, Familie und täglichen Pflichten sind die vitalisierenden Therapien und Massagen besonders wichtig geworden zum Stressausgleich. Sie stärken die innere Fülle, Harmonie und Schönheit.

www.ingramcontent.com/pod-product-compliance
Lightning Source LLC
Chambersburg PA
CBHW062112280526
45788CB00003B/1442